ADDICCIÓ A SUBSTÀNCIES

Trastorns i tractaments farmacològics

MARGE MEDICA BOOKS

ADDICCIÓ A SUBSTÀNCIES

Trastorns i tractaments farmacològics

ANA ADAN

MARGE
MEDICA BOOKS

Col·lecció: Medicina i Ciències de la Salut
Director: Hèctor Soler

ADDICCIÓ A SUBSTÀNCIES. TRASTORNS I TRACTAMENTS FARMACOLÒGICS
1a edició, juny de 2025

Edita: Marge Médica Books
Brutau, 160 – 08203 Sabadell (Barcelona)
Tel. 931 429 486 – marge@margebooks.com
www.margebooks.com

Direcció editorial: David Soler
Traducció i edició: Núria Gibert
Realització editorial: Mercedes Lara
Disseny de la coberta: Damià Mathews
Impressió: Arcángel Maggio Europa SL

ISBN edició impresa: 979-13-87874-11-7
ISBN edició digital PDF: 979-13-87874-12-4
ISBN edició digital ePUB: 979-13-87874-13-1
Dipòsit Legal: B 17197-2025

Aquest llibre ha estat imprès en paper certificat per PEFC, procedent de boscos gestionats de manera sostenible i fonts controlades.

Amb el suport de

Institut Català de les Empreses Culturals
Generalitat de Catalunya

Índex

Autora

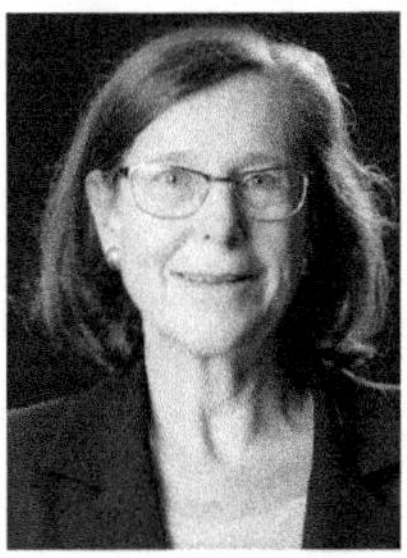

Ana Adan

Catedràtica de Psicobiologia de la Universitat de Barcelona (UB). Dirigeix la línia de recerca d'Addicció i Patologia Dual integrada en el Grup Consolidat de Neuropsicologia i a l'Institut de Neurociències de la UB, havent publicat més de tres-cents treballs científics. És membre del consell editorial de diverses revistes, inclosa anualment al rànquing de Stanford del 2 % de les persones científiques més influents del món des de la seva creació, i membre d'honor de la Societat Espanyola de Patologia Dual des de l'any 2021.

Coordina les assignatures de Psicofarmacologia i de Psicobiologia de les addiccions del Grau de Psicologia i d'Addiccions del Màster en Psicologia General Sanitària de la UB, i dirigeix el Màster en Drogodependències, modalitat en línia, de l'IL3-UB.

Pròleg

Tinc l'honor de prologar un llibre magnífic que, de manera precisa, clara i ben documentada, ens actualitza el coneixement sobre les addiccions a substàncies.

Després d'una excel·lent descripció de les substàncies que generen addicció des de diferents perspectives –farmacològica, origen i situació legal–, l'autora presenta els conceptes psicobiològics, bàsics i fonamentals, dels trastorns generats per un consum patològic. És a dir, explica de manera detallada i completa què és la malaltia mental de l'addicció a les substàncies. A continuació, desgrana de forma concisa les característiques dels diferents trastorns addictius segons les substàncies utilitzades: depressores, psicoestimulants i psicodislèptiques, per acabar amb un capítol actualitzat sobre els abordatges farmacològics d'aquestes addiccions. Així, ofereix orientacions pràctiques i actualitzades que proporcionen eines concretes, basades en l'evidència científica actual, sobre com abordar la qüestió.

En un moment de canvis ràpids, provocats tant per l'aparició de noves substàncies –les sintètiques, també anomenades «noves substàncies psicoactives»– com per la situació legal de les clàssiques –que poden generar malaltia addictiva– o per nous usos terapèutics, aquest llibre aporta una informació clara que, sens dubte, facilita la comprensió i la presa de les millors decisions al conjunt de professionals.

Aquesta obra contribueix a la comprensió objectiva d'uns trastorns mentals que, malauradament, es troben entre els més estigmatitzats: l'addicció a substàncies. Aquests trastorns formen part d'un gran grup de malalties mentals que s'han reconegut tardanament. Cal recordar que aquestes malalties sempre han estat de les més difícils d'admetre dins de la patologia en general i, dins d'aquesta, les relacionades amb el consum de substàncies –les addiccions–, encara més. Tanmateix, gràcies a la tasca incansable de moltes persones professionals, avui dia ja és ben clar que les addiccions a substàncies són malalties mentals i, com a tals, s'han de gestionar. Aquest llibre aporta una visió i aproximació molt valuoses en aquest aspecte, fet que el converteix en imprescindible.

Finalment, voldria reconèixer i agrair l'enorme esforç que la Dra. Adan ha realitzat en aquesta obra. La professora Adan és una treballadora incansable en el camp de la psicobiologia i, de manera excepcional, en el de les addiccions a substàncies. La seva gran experiència docent, reflectida al llarg de tot el text, és fonamental per a la formació de les noves generacions de professionals que, des de diverses perspectives, treballaran en aquest àmbit de les ciències de la salut.

Dra. Marta Torrens
Directora emèrita d'Addiccions de l'Hospital del Mar de Barcelona i catedràtica de Psiquiatria de la Universitat Pompeu Fabra

Abreviatures

2-AG: 2-aracidonilglicerol
5-HT: serotonina
5-HT3: receptor serotoninèrgic tipus 3
6-MAM: 6-monoacetilmorfina

ADN: àcid desoxiribonucleic
ALDH: enzim aldehid deshidrogenasa
APA: Associació Americana de Psiquiatria
ATV: área tegmental ventral

Ca^{+2}: ió calci
CB1: receptor cannabinoide tipus 1
CB2: receptor cannabinoide tipus 2
CBD: cannabidiol
CICAD: Comissió Interamericana per a l'Abús de Drogues
CIE: Classificació Internacional de Malalties
Cl-: ió clor
CO: monòxid de carboni
COHb: carboxihemoglobina
COMT: enzim catecol-O-metiltransferasa
CRF: hormona alliberadora de corticotropina
CYP: sistema enzimàtic del citocrom P450

CYP2E1: citocrom P450 2E1
CYP450: citocrom P450

D1: receptors dopaminèrgics tipus 1
D2: receptors dopaminèrgics tipus 2
D3: receptors dopaminèrgics tipus 3
DA: dopamina
DSM: Manual diagnòstic i estadístic dels trastorns mentals

EMCDDA: Observatori Europeu de les Drogues i les Toxicomanies

FDA: Administració d'Aliments i Medicaments (EUA)

G3M: morfina 3-glucurònid
GABA: àcid gamma-aminobutíric
GHB: àcid gamma-hidroxibutíric

Hb: hemoglobina

i.m.: via intramuscular
IMAO: inhibidor de la monoaminooxidasa
IRSN: inhibidor selectiu de la recaptació de noradrenalina
ISRS: inhibidor selectiu de la recaptació de serotonina
i.v.: via intravenosa

JIFE: Junta Internacional de Fiscalització d'Estupefaents

LSD: dietilamida de l'àcid lisèrgic *(Lysergsäure-Diethylamid)*

M6G: morfina 6-glucurònid
MAO_A: enzim monoaminooxidasa A
MAO_B: enzim monoaminooxidasa B
MDA: 3,4-metilendioximetanfetamina
MDEA: N-etil-3,4-metilendioximetanfetamina
MDMA: metilendioximetanfetamina (èxtasi)
MEOS: sistema oxidatiu del etanol microsomal
MPOC: malaltia pulmonar obstructiva crònica

Na^+: ió sodi
NMDA: receptor N-metil-D-aspartat
NO: òxid nítric
NSP: noves substàncies psicoactives

OMS: Organització Mundial de la Salut
ONU: Organització de les Nacions Unides

PCP: fenciclidina

SAF: síndrome alcohòlica fetal
SNC: sistema nerviós central
SNP: sistema nerviós perifèric
SNV: sistema nerviós vegetatiu

$t_{1/2}$: semivida (o vida mitjana) d'eliminació
TCA: trastorn per consum d'alcohol
TCS: trastorn per consum de substàncies
THC: tetrahidrocannabinol
$T_{máx}$: temps del pic de concentració màxima
TUS: trastorn per ús de substàncies

UNODC: Oficina de les Nacions Unides contra la Droga i el Delicte

VIH: virus de la immunodeficiència adquirida
v.b.: via bucal
v.h.: via inhalatòria
v.n.: via nasal
v.o.: via oral
v.oc.: via ocular
v.s.: via subcutània
v.t.: via transdèrmica

ADDICCIÓ A SUBSTÀNCIES

Trastorns i tractaments farmacològics

1
Conceptes bàsics

Definir el terme *droga* no resulta fàcil en l'actualitat, si bé l'usarem referint-nos a un nombre variat de substàncies que s'ajusten als criteris següents:

- Un cop introduïdes en un organisme viu, poden modificar o alterar una o diverses funcions psíquiques (caràcter psicoactiu o psicotròpic).
- Induir els individus que la consumeixen a repetir la seva autoadministració per l'acció plaent o d'efecte reforçant positiu que produeixen.
- Deixar de consumir-les pot ocasionar un malestar important que es manifesta a nivell somàtic i/o psíquic (dependència física i/o psicològica).
- No tenir implicacions mèdiques i, si en tenen, poden ser utilitzades amb finalitats no terapèutiques.

En aquest context, el terme droga pot ser equivalent al concepte de substància susceptible de fer-ne un mal ús. La tendència a substituir el terme droga, especialment per part dels autors anglosaxons, pel de substància psicoactiva no compleix amb els criteris comentats. Així, psicoactiu fa referència a tenir acció sobre el sistema nerviós central (SNC) i, per tant, engloba tant les drogues com els psicofàrmacs. La majoria de psicofàrmacs comercialitzats no compleix els criteris associats a una droga que acabem d'especificar. I aquells que poden complir-los, s'utilitzen en condicions mèdiques controlades (forma d'administració, dosi, durada) amb pacients afectats de patologies que se'n poden beneficiar, fins i tot sense resposta a una varietat d'altres opcions de tractament provades.

La definició de l'Organització Mundial de la Salut (OMS) és aclaridora conceptualment, ja que considera que una droga és «tota substància terapèutica o no que, introduïda a l'organisme per qualsevol via d'administració (inhalació, ingestió, fricció, administració parenteral, intravenosa), produeix una alteració, d'alguna manera, del funcionament natural del SNC de l'individu i és, a més, susceptible de crear dependència, sigui psicològica, física o ambdues, d'acord amb el tipus de substància, la freqüència del consum i la permanència en el temps». La paraula clau de la definició és l'«alteració» del funcionament natural del SNC, que delimita una línia divisòria respecte a l'ús mèdic amb finalitats de modificar funcionaments alterats amb l'objectiu de normalitzar-los en la mesura del possible o acompanyar en situacions greus per alleujar el patiment (per exemple, teràpia pal·liativa en malalts terminals).

Classificació de les drogues

Les drogues es poden classificar d'acord amb diferents criteris, en funció dels seus efectes farmacològics, del seu origen (naturals, semisintètiques i sintètiques), segons el seu ús terapèutic (amb ús acceptat o sense ús acceptat) i la consideració institucional que tinguin a nivell legal (legals i il·legals), juntament amb el seu grau de perillositat. Aquests criteris es fonamenten en diferents punts de vista atenent les diverses disciplines que els originen i no són mútuament excloents, sinó que els hem d'entendre com a complementaris (vegeu la figura 1).

La classificació farmacològica més utilitzada actualment és la que es fonamenta en els efectes sobre l'organisme i la conducta, considerant tres grans grups de drogues (vegeu la taula 1): depressores, estimulants i psicodislèptiques o psicodèliques. Les psicodislèptiques

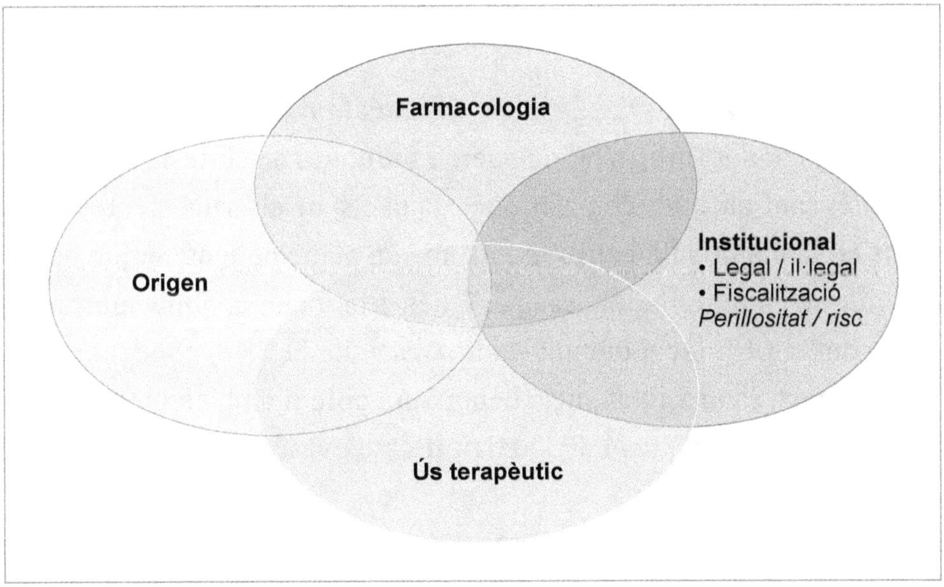

Figura 1. Criteris de classificació de les drogues, tots complementaris i no mútuament excloents. La classificació farmacològica té en compte els efectes en l'organisme, la d'origen es basa en com se sintetitzen, l'ús terapèutic fa referència al fet de tenir-lo o no acceptat i el criteri institucional implica considerar si són o no legals i la seva perillositat.

Depressores	Psicoestimulants	Psicodislèptiques
• Alcohol • Opioides (heroïna, morfina, fentanil) • Dissolvents volàtils • Benzodiazepines • Barbitúrics • GHB	• Cocaïna • Amfetamines • Nicotina • Metilxantines	• LSD • Mescalina • Psilocibina • Drogues de síntesi* • Cannabinoides naturals i sintètics** • PCP • Ketamina

Perfil mixt: *estimulant/entactogen-psicodislèptic; **depressor-psicodislèptic.

Taula 1. Classificació farmacològica de les principals drogues, basada en els efectes sobre l'organisme i la conducta.

alteren temporalment la percepció de la realitat, el pensament i l'estat d'ànim. En aquest grup s'hi inclouen les drogues de síntesi i els cannabinoides tant naturals com sintètics, ja que si bé els seus efectes habituals en la majoria de consumidors no són al·lucinògens, sí que poden produir-se en determinats casos. A més, s'hi inclou alguna substància més com el GHB (àcid gamma-hidroxibutíric). El GHB, conegut com a èxtasi líquid, és una substància depressora potent amb efectes sedants, amnèsics i de disminució de l'activitat cardiovascular.

Classificació per origen. Aquesta classificació agrupa les drogues en funció de com es sintetitzen, podent ser (vegeu la figura 2):

- ***Drogues naturals.*** Són aquelles que s'originen de manera natural, sense intervenció humana. Aquestes, alhora, es poden considerar en funció del regne natural en què s'originen en:

- *Origen vegetal.* Els seus components actius, els alcaloides, s'originen en cèl·lules vegetals i poden procedir de qualsevol part de la planta (arrel, tija, fulles, flors, fruits o llavors). En són exemples la fulla de coca, la marihuana procedent de flors i l'harmina o els seus derivats procedents de les llavors de l'ayahuasca mediterrània.
- *Origen animal.* Són aquelles els components actius de les quals s'originen en cèl·lules animals de diferents òrgans com, per exemple, les hormones.
- *Origen fúngic.* Els seus components actius s'originen en els fongs, essent-ne exemples l'*Amanita muscaria* o la *Psilocibe mexicana.*

- ***Drogues semisintètiques.*** Són substàncies obtingudes per síntesi parcial d'altres drogues d'origen natural. Els seus components actius són d'origen natural, però el producte final que es consumirà s'obté mitjançant un procés artificial. El procés sol cercar una major concentració d'un component actiu en particular i eliminar o reduir la concentració d'altres per obtenir un efecte més controlat en consumir la droga. En són exemples l'heroïna i la morfina obtingudes a partir de l'opi, la cocaïna que s'obté de la planta de coca i l'LSD procedent del fong conegut com a sègol banyut.

- ***Drogues sintètiques.*** S'obtenen per síntesi química a partir de molècules senzilles. Sovint són semblants a components actius naturals, però s'originen artificialment en un laboratori. En són exemples totes les drogues de síntesi com l'èxtasi o MDMA (3,4-metilendioximetanfetamina), així com la majoria de fàrmacs amb risc de generar abús i dependència, com els barbitúrics i les amfetamines.

Origen		
	Natural	• Alcohol • Cànnabis • Coca (fulles) • Metilxantines • Nicotina
	Semisintètic	• Cocaïna • Heroïna • LSD • Morfina
	Sintètic	• Barbitúrics • Benzodiazepines • GHB (èxtasi líquid) • Fentanil • Amfetamines • Èxtasi • PCP

Figura 2. Classificació de les principals drogues segons el seu origen, basada en com es sintetitzen.

Classificació per ús terapèutic. La classificació basada en l'ús terapèutic suposa considerar si la substància, malgrat la capacitat de produir dependència, es troba o no acceptada per ser utilitzada amb finalitats mèdiques. Substàncies semblants pel que fa a la potència dels efectes i els riscos poden trobar-se en diferents consideracions d'ús terapèutic; en són un exemple els opioides heroïna i morfina (derivats de l'opi) amb efectes farmacològics depressors. Mentre que a l'heroïna no se li reconeix cap ús terapèutic –encara que alguns assaigs clínics han aportat resultats positius de la seva utilització en el maneig de desintoxicació en pacients amb addicció a aquesta–, la morfina s'utilitza en tractaments on hi ha dolor agut intens i dolor crònic que requereixen un efecte analgèsic potent. Aquesta classificació varia entre països i és dinàmica al llarg del temps. L'augment de trastorns mentals després de la pandèmia ha propiciat que alguns països aprovin l'ús terapèutic de drogues que anteriorment no tenien reconegut aquest ús. Un exemple és Austràlia, que ha autoritzat l'ús de la psilocibina per a la depressió resistent i de la MDMA per al trastorn d'estrès posttraumàtic. La decisió s'ha fonamentat en estudis existents prometedors, si bé escassos tant pel que fa a l'eficàcia com a la seguretat.

Classificació per situació institucional. En aquest criteri, les drogues es consideren des del punt de vista legal, diferenciant-se en un primer nivell aquelles legals, com el tabac o l'alcohol, de les il·legals (heroïna, cocaïna, ...) la producció i distribució de les quals està prohibida per les autoritats. La prohibició pot ser indefinida o temporal i es fonamenta en el fet que estudis han evidenciat que la seva utilització en humans té un nivell de risc inassumible i que amb el consum a curt termini ja poden aparèixer conseqüències greus. Cal matisar que un elevat nombre de substàncies es comercialitzen de forma lícita però controlada, com són els fàrmacs que requereixen recepta mèdica per ser adquirits.

Tant en la diferenciació de drogues legals i il·legals com en el control de la comercialització no existeix un criteri universal i trobem diferències entre països que poden ser molt destacables. El Ministeri de l'Interior del Regne Unit, l'any 2006, va assenyalar que la distinció entre substàncies legals i il·legals no es fonamenta de manera inequívoca en una anàlisi farmacològica, econòmica o de relació entre risc i benefici. També hi tenen un pes específic els precedents històrics i culturals, que poden no tenir relació amb els riscos. L'exemple paradigmàtic és l'alcohol, que es reprendrà més endavant en relació amb la perillositat de les drogues, prohibit o regulat en la majoria de països musulmans.

Més enllà d'aquesta consideració general, la situació de legalitat requereix molts matisos que es recullen en els convenis internacionals de control de drogues. És a dir, cal regular quines substàncies o precursors amb risc d'abús i dependència han d'estar subjectes a un règim internacional de fiscalització, alhora que s'assegura la seva producció lícita perquè es requereix disponibilitat legítima amb finalitats mèdiques i científiques, com seria el cas esmentat de la morfina.

L'Organització de les Nacions Unides (ONU) i l'OMS són els dos organismes que, amb un estret vincle, s'encarreguen que aquesta classificació sigui el més adequada possible per conciliar la regulació jurídica internacional i el benefici per a la salut pública i els drets humans de la població mundial. L'ONU, des de la seva creació el 1945, és l'eix vertebrador del marc general de cooperació per a la fiscalització internacional de les drogues, origen de les legislacions nacionals en la matèria. Els òrgans específics competents de l'ONU en matèria de drogues són la Comissió d'Estupefaents, amb funcions normatives de preparar textos de projectes i de decidir quines drogues s'inclouen sota fiscalització internacional, i la Junta Internacional de Fiscalització d'Estupefaents (JIFE), que té una funció fiscalitzadora o de control independent i «quasi judicial». És tasca de la JIFE supervisar que es mantingui un equilibri entre la producció i la demanda de drogues per a usos mèdics i científics, tractant d'impedir la desviació cap a altres usos indeguts. A nivell administratiu, l'ONU compta amb l'Oficina de les Nacions Unides contra la Droga i el Delicte (UNODC, per les seves sigles en anglès), amb seu principal a Viena i 21 oficines de camp en diferents països, juntament amb oficines d'enllaç a Nova York i Brussel·les. L'objectiu de l'UNODC és la lluita contra l'ús indegut de drogues i el crim organitzat transnacional a través de la investigació i l'assistència tècnica als Estats.

Existeixen tres convenis internacionals relatius al control de les drogues, jurídicament vinculants i ratificats per un gran nombre d'Estats, els quals es veuen obligats a ajustar-ne les seves legislacions internes. Aquests suposen diferents nivells de control:

- La Convenció Única de 1961 sobre Estupefaents. Classificà en quatre llistes les drogues atenent als criteris generals de capacitat de generar addicció i probabilitat d'ús indegut:

  I) Molt addictives o de probable ús indegut, i precursors que es poden convertir en estupefaents igualment addictius i també de probable ús indegut (ex. cànnabis, opi, heroïna, metadona, cocaïna, fulla de coca, oxicodona).
  II) Menys addictives i amb un ús indegut menys probable que les de la llista I (ex. codeïna, dextropropoxifè).
  III) Preparats que contenen una quantitat baixa d'estupefaents, poc susceptibles d'ús indegut i exonerats de la majoria de mesures de fiscalització imposades sobre les substàncies que contenen (ex. < 2,5 % de codeïna, < 0,1 % de cocaïna).
  IV) Determinats estupefaents de la llista I considerats com a «particularment nocius per les seves propietats addictives» i amb escàs o nul valor terapèutic (ex. cànnabis, heroïna).

- El Conveni de 1971 sobre Substàncies Psicotròpiques. Més permissiu que el de 1961 i on adquireix importància el criteri de valor terapèutic. Considera quatre llistes de substàncies que es caracteritzen per:

I) Alt risc d'ús indegut i una amenaça especialment greu per a la salut pública amb escàs o nul valor terapèutic (ex. LSD, MDMA, catinona).
II) Risc d'ús indegut i una amenaça greu per a la salut pública amb un valor terapèutic de baix a moderat (ex. amfetamina, dronabinol, GHB).
III) Risc d'ús indegut i una amenaça greu per a la salut pública amb un valor terapèutic de moderat a alt (ex. barbitúrics, buprenorfina, catina).
IV) Risc d'ús indegut i amenaça menor per a la salut pública amb un alt valor terapèutic (ex. benzodiazepines, meprobamat, pemolina).

- La Convenció de 1988 sobre Tràfic Il·lícit d'Estupefaents i Substàncies Psicotròpiques. Considera dues taules que inclouen:

I) Precursors de substàncies com l'efedrina, piperonal, safrol, àcid lisèrgic i alguns reactius clau com els utilitzats per a la conversió de morfina en heroïna o els d'extracció de cocaïna.
II) Una àmplia gamma de reactius i dissolvents que poden utilitzar-se en la producció il·lícita de substàncies però que també tenen usos industrials lícits estesos (ex. acetona, èter etílic, toluè i àcid sulfúric).

L'OMS, mitjançant el seu comitè d'experts en farmacodependència, s'encarrega de fer recomanacions basades en l'examen científic i mèdic per a la inclusió de noves substàncies a les llistes internacionals de fiscalització de drogues. Entre les seves funcions també hi ha la d'intervenir en determinar quines drogues se sotmeten a control internacional, assistir els Estats en la lluita contra les drogodependències i promoure estudis de prevenció i control de l'ús indegut de drogues. No obstant això, és finalment la Comissió d'Estupefaents de l'ONU, on els Estats part tenen un paper destacat, la que pren la decisió, existint la possibilitat de rebutjar la recomanació de l'OMS.

No és fàcil aconseguir un consens i un equilibri entre la imposició de mesures restrictives –en la majoria de casos necessàries– i el garantir la disponibilitat de drogues amb ús mèdic reconegut, com són els opioides per al dolor o el tractament de trastorns per ús de substàncies. La ketamina és un exemple de les tensions que s'han anat produint entre les recomanacions de l'OMS i la posició de la JIFE per exercir pressió en sentit contrari. Mentre que l'OMS defensa que la ketamina no ha de sotmetre's a fiscalització internacional per ser un anestèsic segur i àmpliament utilitzat per al diagnòstic i intervencions quirúrgiques –especialment en països en desenvolupament–, la JIFE, tenint en compte l'augment en els darrers anys del consum recreatiu com a al·lucinogen, ha realitzat diversos intents d'incloure-la a les llistes des de fa dues dècades. Tot i que continua sense mesures de control internacional, la JIFE sí que ha recomanat als Estats membres que demanaven la seva inclusió a les llistes que estableixin controls interns de fiscalització sobre la base dels seus ordenaments jurídics.

En el pol oposat es poden esmentar el tetrahidrocannabinol (THC) i el seu isòmer dronabinol, inclosos en la llista I i II respectivament, una classificació que mereix ser revisada basant-se en les evidències científiques aportades des de fa anys per l'OMS però que no han estat aprovades per la Comissió d'Estupefaents de l'ONU. No rebaixar les restriccions del dronabinol a la llista IV és una decisió més política que científica o a favor del seu possible valor terapèutic. El sistema funciona amb menys conflictes quan es tracta d'incloure noves substàncies o precursors a fiscalitzar que no pas quan s'ha d'eliminar o reconsiderar la llista a la qual pertany una substància.

En les dues darreres dècades no han deixat de proliferar noves substàncies psicoactives (NSP) i les noves tecnologies han ampliat els canals de difusió i distribució, cosa que ha generat necessitats diferents per al seu control. Algunes de les anomenades NSP fa dècades que es van sintetitzar, però la seva aparició al mercat és recent i no es troben recollides ni en la convenció de 1961 ni en la de 1971. Des de la Unió Europea, l'Observatori Europeu de les Drogues i les Toxicomanies (EMCDDA, recentment denominat Agència de la Unió Europea sobre Drogues, EUDA) va implementar el 2017 un sistema d'alerta ràpida que permet reduir el termini d'avaluació, dels dos anys habituals a només deu mesos, per aplicar mesures de control i retirar substàncies que presentin un risc elevat. De manera similar, la Comissió Interamericana per a l'Abús de Drogues (CICAD) –que dona assistència als Estats membres d'Amèrica del Nord, del Sud, Central i del Carib– va decidir el 2018 posar en marxa un sistema d'alerta primerenca i s'encarrega de disseminar informació sobre amenaces emergents de drogues. El sistema d'alerta primerenca és sens dubte positiu des del punt de vista de la prevenció de l'addicció a substàncies i la salut pública, però també pot suposar un problema en substàncies amb usos industrials i comercials, la prohibició de les quals comporta repercussions legals que poden generar perjudicis.

No existeix un criteri universal per a tots els països pel que fa a la consideració legal de les drogues; aquests difereixen en prohibició, despenalització i legislació, tant pel que fa a la seva elaboració i distribució com al consum. L'exemple més evident d'això és el cànnabis, amb països que l'han legalitzat no només amb finalitats mèdiques sinó també recreatives, com els Països Baixos o molt recentment Alemanya a Europa, Uruguai a Llatinoamèrica, diversos estats dels EUA (Califòrnia en fou pioner) o Israel a l'Orient Mitjà. A Espanya, el cànnabis és una substància il·legal, si bé se n'accepta l'ús terapèutic amb les restricci-

Ús terapèutic	Legals	• Alcohol • Benzodiazepines • Barbitúrics • Metilxantines • Nicotina
	Il·legals	• Amfetamines • Cànnabis* • Opioides (morfina, fentanil)
Sense ús terapèutic	Legals	• Inhalants
	Il·legals	• Coca, cocaïna • Al·lucinògens (LSD,...)* • Opioides (heroïna) • GHB • PCP

*Es refereix al cas espanyol.

Figura 3. Classificació de les principals drogues combinant el criteri d'ús terapèutic (acceptat/no acceptat) i situació institucional (legal o il·legal).

ons pertinents i, en la població general, existeix un consum recreatiu elevat juntament amb una percepció de risc baixa. A la figura 3 es presenta la classificació de les principals drogues combinant els criteris d'ús terapèutic i situació institucional (legal o il·legal).

Classificació segons perillositat. És d'interès esmentar els intents de classificació segons la perillositat de les substàncies, en què es consideren diferents nivells de dany amb independència de la seva situació legal o consideració de fiscalització. La primera proposta la van fer Kramer i Cameron per a l'OMS l'any 1975, basant-se en la recopilació d'informes procedents de grups d'experts. Tot i que es reconeixia que el consum de totes les drogues comporta perill, van proposar quatre grups segons la major o menor toxicitat i la rapidesa amb què poden generar dependència. El primer grup estava constituït per les més perilloses i el quart per les menys perilloses:

- Grup 1. Opi i derivats: morfina, heroïna, metadona, etc.
- Grup 2. Psicodepressors: barbitúrics i alcohol.
- Grup 3. Estimulants: coca, cocaïna, amfetamines i derivats.
- Grup 4. Al·lucinògens: LSD, cànnabis i derivats, mescalina, etc.

David Nutt i el seu equip, l'any 2007, van confeccionar una nova proposta de classificació de perillositat o risc, més d'acord amb els coneixements científics del moment, basada en els possibles danys del consum de drogues i amb l'opinió d'experts independents. El treball, publicat a la prestigiosa revista *Lancet*, va considerar tres categories de dany, i en cada una d'elles s'incloïen tres paràmetres:

- Dany físic (agut, crònic i intravenós).
- Dependència (física, psicològica i intensitat del plaer).
- Dany social (intoxicació, costos d'atenció sanitària i altres).

Cada categoria tenia una puntuació possible d'entre 0 (baixa) i 3 (alta), i amb la mitjana de les tres s'obtenia la puntuació global, també entre 0 i 3, per a cada substància. Revisions posteriors d'aquest treball han aprofundit en el concepte i l'avaluació de la perillositat. S'ha creat un model d'anàlisi de decisió multicriteri per classificar la perillositat, en el qual es consideren múltiples variables de danys per al consumidor i per a tercers de caràcter físic, psicològic i social, amb una puntuació de 0 a 100. L'avaluació realitzada per experts de la Unió Europea (UE) utilitzant aquest model per classificar la perillositat de les drogues conclou que les més perilloses són l'alcohol, l'heroïna i el *crack*, en aquest ordre. L'elevada puntuació atorgada a l'alcohol es deu als danys causats a altres persones, com són les lesions i delictes, dificultats familiars o els costos econòmics i comunitaris. La taula 2 recull la clas-

Equip Nutt (puntuació 0-3)	Multicriteri UE (puntuació 0-100)	Fiscalització ONU (llistes 1961 i 1971)
Heroïna - 2,77	51	Llista I - 1961
Cocaïna* - 2,30	29	Llista I - 1961
Barbitúrics - 2,08	No inclòs	Llista III - 1971
Crack	47	Llista I - 1961
Alcohol - 1,85	75	No subjecta a control
Ketamina - 1,74	13	No subjecta a control
Benzodiazepines - 1,70	12	Llista IV - 1971
Amfetamina - 1,66	20	Llista II - 1971
Tabac - 1,62	27	No subjecta a control
Cànnabis - 1,33	18	Llista I - 1961
LSD - 1,23	7	Llista I - 1971
GHB - 1,12	17	Llista II - 1971
MDMA - 1,09	9	Llista I - 1971
Khat - 0,80	8	No subjecta a control**

* Inclou *crack*. ** Llista I (1971) amb els seus components actius (per exemple, catinona).

Taula 2. Dades per a la classificació de la perillositat proposada pel grup de David Nutt el 2007, amb la puntuació global per a les principals drogues –el rang de la qual oscil·la entre 0 (baixa) i 3 (alta)– i amb l'anàlisi de decisió multicriteri a la UE comparat amb el criteri de l'ONU en què es fonamenta el sistema mundial de fiscalització.

sificació segons perillositat proposada per l'equip de David Nutt i amb el model d'anàlisi de decisió multicriteri a la UE, comparant-les amb el criteri de les llistes de l'ONU en què es fonamenta el sistema mundial de fiscalització. La manca d'acord entre classificacions apunta a la necessitat de revisar els criteris internacionals amb la finalitat d'adequar-los a les evidències científiques de què disposem actualment.

Ús, abús i dependència

La distinció entre ús no patològic de substàncies, abús i dependència constitueix un dels principals problemes del diagnòstic diferencial en l'àmbit de l'addicció a substàncies. Si es considera el procés addictiu com un continu, l'ús no patològic se situaria en un extrem, mentre que la dependència estaria en l'altre. Com veurem al proper capítol, els diferents diagnòstics s'han modificat en les successives revisions tant del Manual Diagnòstic i Estadístic dels Trastorns Mentals (DSM per les sigles en anglès) com de la Classificació Internacional de Malalties (CIE per les sigles en castellà), especialment pel que fa a l'abús.

El trànsit de l'ús a l'abús no és fàcil d'identificar i pot variar en funció del context cultural, però existeix consens que quan apareix un patró de canvis conductuals desadaptatius, la persona ha passat del mer ús a un consum patològic, ja sigui considerat abús o dependència. L'abús es considera una etapa prèvia a la dependència, de menor gravetat, tot i que no s'observa en algunes substàncies (com per exemple la nicotina), en què es passa directament a la dependència.

La característica bàsica per considerar un consum patològic és que la droga es continuï consumint malgrat els efectes perjudicials evidents. Per discriminar quan el consum d'una substància esdevé addictiu, existeixen els criteris següents:

- Obsessió: necessitat irresistible i desig intens de consumir la droga. Aconseguir la droga esdevé una activitat prioritària.
- Pèrdua de control: incapacitat per controlar el consum. Tot i que la persona pot deixar de consumir temporalment, creu que és impossible no tornar a fer-ho, fins i tot amb esforços màxims d'autocontrol.
- Conseqüències negatives: malgrat les conseqüències associades al consum –com poden ser problemes econòmics, familiars, laborals, orgànics o psicopatològics–, la persona manté el consum de forma continuada.
- Negació: es nega que el consum sigui un problema i que s'hagi perdut el control, sense advertir la gravetat dels efectes.

El terme *dependència* fa referència a un conjunt de manifestacions fisiològiques, cognitives i comportamentals en què el consum d'una substància adquireix la màxima prioritat per a la persona. La dependència està influïda pel temps de consum, la dosi i el tipus de droga. El terme va ser encunyat per l'OMS el 1964, i el 1965 es va distingir entre dependència física i psicològica. La constatació que s'ha desenvolupat una dependència física s'observa quan apareix la denominada *síndrome d'abstinència* (o síndrome de retirada) en absència de la droga. Aquesta representa un conjunt de signes i símptomes que apareixen amb la interrupció del consum o amb l'administració d'una substància antagonista capaç de bloquejar els efectes de la droga. La síndrome que apareix després de la retirada de la droga s'anomena abstinència per supressió, mentre que la provocada per l'administració d'un antagonista (com la naloxona sobre els efectes de l'heroïna) s'anomena abstinència precipitada. Es tracta d'un trastorn mental orgànic amb característiques específiques per a cada grup de drogues, que produeix un malestar clínicament significatiu o un deteriorament social, ocupacional o en altres àrees de funcionament. Els signes i símptomes poden variar en funció del tipus de droga, tot i que habitualment són oposats als observats durant la intoxicació amb la mateixa droga.

En el desenvolupament de la dependència poden existir –o no– els fenòmens de tolerància i sensibilització. El terme *tolerància* fa referència a la reducció de l'efecte d'una substància quan s'administra la mateixa dosi de forma repetida o a la necessitat d'incrementar-ne la dosi per obtenir el mateix efecte inicial. La tolerància pot produir-se a nivell farmacocinètic i farmacodinàmic. En el primer cas, els canvis tenen lloc en l'absorció, distribució, metabolisme o excreció de la substància, mentre que en el segon cas suposen modificacions neurofuncionals tant en la síntesi i alliberament de neurotransmissors com en l'expressió gènica de proteïnes.

El consum també pot produir *sensibilització*, que comporta l'increment de l'efecte de la droga després d'una administració repetida i intermitent (el patró habitual amb episodis de consum seguits d'hores o dies sense consumir). La sensibilització suposa el fenomen contrari al de tolerància, i s'ha demostrat tant en les propietats gratificants i motivacionals com en els efectes sobre l'activitat locomotora de les drogues. Existeix clara evidència de sensibilització en substàncies estimulants com la cocaïna i les amfetamines, però també en l'alcohol i l'heroïna. Una mateixa droga pot produir tolerància en determinats efectes i sensibilització en d'altres.

Quan la tolerància, la sensibilització i la dependència física s'estenen a altres substàncies de la mateixa família farmacològica, s'utilitzen els termes de tolerància, sensibilització o dependència creuada. Això implica que una persona dependent d'una substància pot desenvolupar aquests fenòmens envers d'altres substàncies, tot i no haver-les consumit mai. Un exemple és l'existència de tolerància i dependència als barbitúrics en una persona dependent de l'alcohol (vegeu la figura 4).

Els fenòmens descrits suposen canvis adaptatius induïts per l'ús continuat de droga en el funcionament del SNC, que poden no observar-se en presència de la droga però que es manifesten amb el

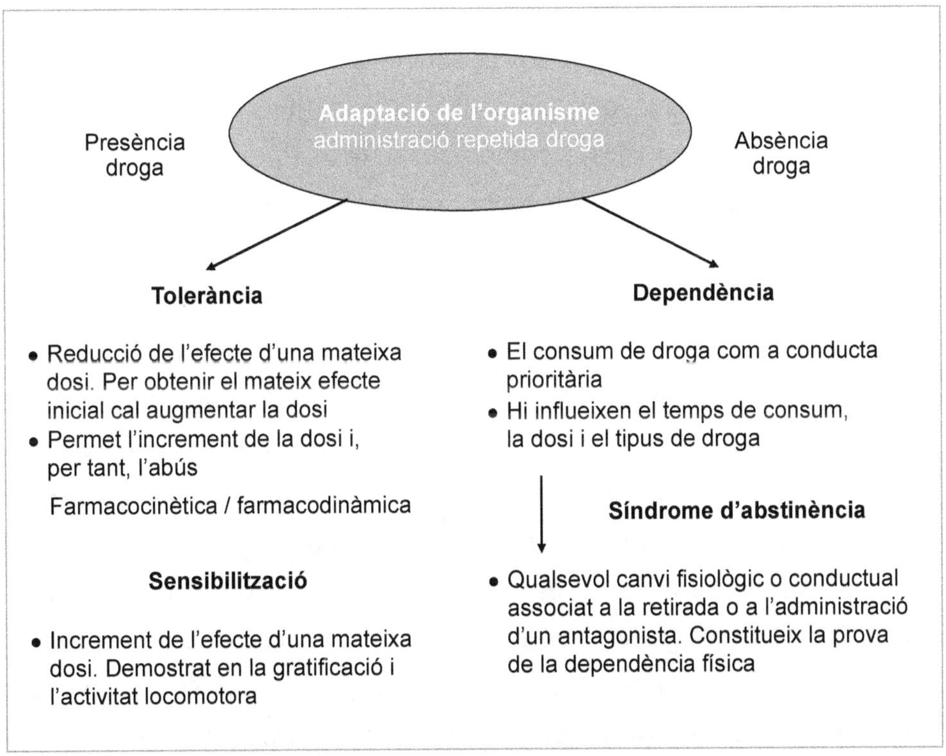

Figura 4. Adaptacions de l'organisme que poden produir-se amb l'administració repetida d'una droga i els diferents fenòmens associats a la presència o absència de la droga.

cessament del consum o la seva absència. Això és, la neuroadaptació, un terme encunyat per l'OMS el 1981. La finalitat inicial de les neuroadaptacions consisteix a mantenir un funcionament no alterat malgrat els efectes causats per la droga, similar al que precedia a l'inici del consum. No obstant això, amb el pas del temps, aquests canvis endògens (quantitat de neurotransmissor, nombre i afinitat de receptors, etc.), de major o menor magnitud, sumen alteracions que dificulten el cessament del consum i la recuperació.

La manifestació que realment caracteritza l'existència d'un trastorn addictiu és el desig de consumir, sovint intens o fins i tot insuperable, encara que no s'hagi desenvolupat tolerància ni es visqui una síndrome d'abstinència en absència de la droga. És la denominada dependència psicològica o el concepte més actual i precís de *craving* (traduït com «desig compulsiu o ànsia»), encara que avui dia existeixen dificultats per a la seva definició i no es disposa d'un únic model explicatiu.

La primera definició de *craving*, realitzada pel comitè d'experts de l'OMS, el considerava un fenomen fisiològic que sorgia immediatament després de la interrupció de períodes prolongats de consum elevat de la droga. Això comportava entendre que el *craving* era un component de la síndrome d'abstinència. El concepte ha evolucionat per passar de concebre's com un símptoma merament fisiològic a ser considerat un fenomen subjectiu amb bases o correlats tant biològics com psicològics. Així, el *craving* s'entén com un estat motivacional que promou la recerca i posterior conducta de consum, utilitzant-se per explicar qualsevol pèrdua de control sobre el consum de drogues. En l'actualitat es considera que és el principal responsable del manteniment de les conductes addictives i de l'ús compulsiu de la droga, de les dificultats associades al període d'abstinència i de l'elevada taxa de recaigudes que existeix en els trastorns addictius. Les recaigudes poden succeir després d'anys d'abstinència, fins i tot al llarg de tota la vida.

El recorregut pels diferents fenòmens associats a l'ús patològic de les drogues, amb èmfasi en el *craving*, permet acotar els criteris per considerar una substància com a droga (vegeu la figura 5).

No totes les drogues produeixen tolerància i dependència física, tot i que ambdós fenòmens són importants i es tenen en consideració a l'hora d'efectuar el diagnòstic. No obstant això, no se'ls pot atribuir la condició de criteri necessari ni suficient per considerar una substància com a droga. En són exemple els al·lucinògens clàssics (LSD, mescalina, psilocibina, etc.), en què una mateixa dosi produeix els mateixos efectes al llarg del temps i, amb el cessament del consum, no es produeix cap símptoma característic d'una síndrome d'abstinència (és a dir, no hi ha dependència física). Tanmateix, això no posa en dubte que siguin drogues i, encara que el seu consum sigui minoritari a la població, hi ha persones que presenten el diagnòstic de trastorn addictiu a aquestes substàncies.

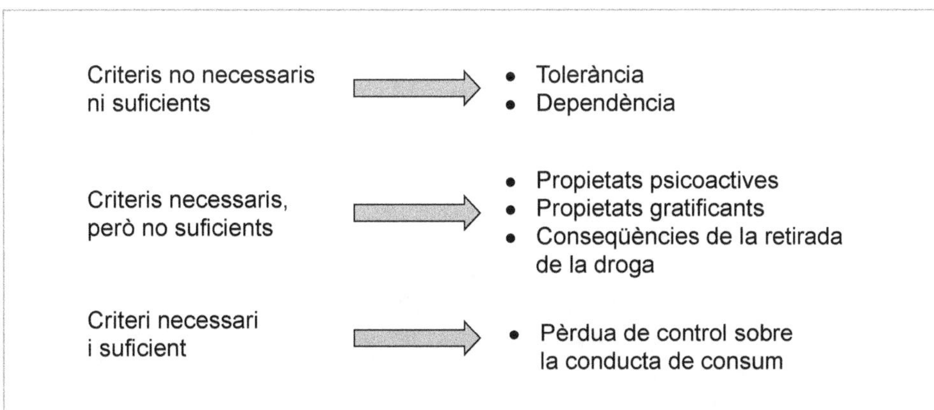

Figura 5. Criteris que una substància ha de complir per ser considerada una droga.

No s'ha de confondre el terme *clínic* o *diagnòstic de dependència*, que es desenvolupa al proper capítol, amb el terme *psicobiològic*, que la conceptualitza com a dependència física fonamentada en l'aparició de simptomatologia d'abstinència. Les drogues han de complir els criteris de tenir propietats psicoactives i gratificants i que, amb la seva retirada, se'n derivin conseqüències; no obstant això, aquests, tot i ser necessaris, no són suficients. L'únic criteri necessari i suficient per considerar una substància com a droga és que pugui produir-se la pèrdua de control sobre la conducta de consum.

2
Trastorns per consum de substàncies

Per al diagnòstic dels trastorns per consum de substàncies es poden utilitzar tant els criteris del DSM de l'Associació Americana de Psiquiatria (APA) com els de la CIE de l'OMS. Hi ha una important correspondència entre ambdós, però difereixen en alguns diagnòstics i consideracions que els equips professionals han de tenir en compte per a una millor pràctica clínica i abordatge de les persones ateses.

Diagnòstics relacionats amb substàncies del DSM

A la figura 6 es resumeixen els diagnòstics relacionats amb substàncies considerats en el DSM, els trastorns per consum i els induïts, que es desenvolupen tot seguit.

Trastorn per consum de substàncies (TCS). L'APA, en la cinquena i última versió dels criteris diagnòstics (DSM-5) i en la seva revisió recent

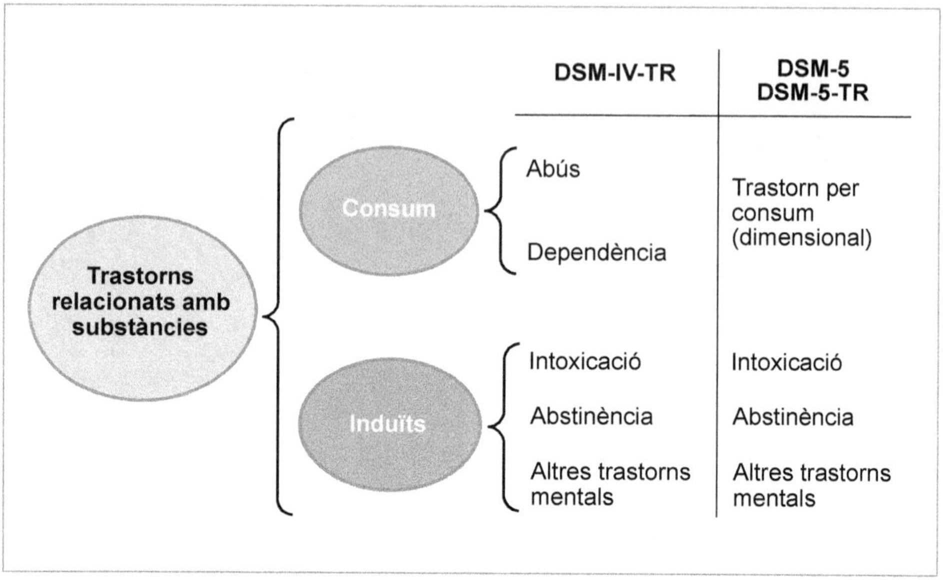

Figura 6. Diagnòstics relacionats amb substàncies del *Manual Diagnòstic i Estadístic dels Trastorns Mentals* de l'Associació Americana de Psiquiatria (APA) en la seva darrera versió (DSM-5), revisada el 2022 (DSM-5-TR). Es comparen amb els de la quarta versió (DSM-IV-TR), per la rellevància dels canvis introduïts.

(DSM-5-TR), publicades en anglès el 2013 i el 2022 respectivament, estableix aquesta única categoria diagnòstica de caràcter dimensional. Optem per utilitzar el terme TCS, com la versió traduïda al català del DSM, però també s'utilitza trastorn per ús de substàncies (TUS) atenent a una traducció més literal. Aquest canvi va suposar una transformació rellevant respecte al diagnòstic categorial de l'anterior versió (DSM-IV-TR), en què es tenien en compte els diagnòstics d'abús i dependència en dues categories. L'ús dels criteris diagnòstics d'ambdues versions encara coexisteix actualment, tant en l'àmbit clínic com en el de la recerca. L'APA especifica que ha evitat emprar la paraula *addicció* com a terminologia diagnòstica per la seva possible connotació negativa, tot i que és habitual en l'àmbit clínic i fins i tot apareix en el títol de la secció del DSM-5-TR.

Per al diagnòstic d'un TCS es considera l'existència d'un patró problemàtic de consum de substàncies que provoca un deteriorament o malestar clínicament significatiu, que es manifesta almenys per dos dels criteris següents en un termini de dotze mesos:

1. La persona consumeix la substància en grans quantitats o durant més temps del previst.
2. Expressa desitjos persistents de reduir o deixar el consum i relata múltiples intents fallits de disminuir-lo o abandonar-lo.
3. Dedica una gran part del temps a aconseguir la substància, consumir-la o recuperar-se dels seus efectes.
4. Hi ha un desig intens o una forta necessitat de consumir.
5. El consum recurrent pot implicar l'incompliment de responsabilitats fonamentals en els àmbits acadèmic, laboral o domèstic.
6. Podria continuar consumint tot i tenir problemes recurrents o persistents en l'àmbit social o interpersonal causats o agreujats pels efectes del consum.
7. Es redueixen o abandonen activitats socials, ocupacionals o recreatives importants a causa del consum.
8. Es pot produir consum recurrent fins i tot en situacions que impliquin risc físic.
9. La persona consumeix de manera continuada malgrat saber que pateix un problema físic o psicològic recurrent o persistent que probablement s'ha originat o agreujat per aquest consum.
10. Tolerància, definida com la necessitat d'augmentar significativament la dosi per obtenir els efectes desitjats, o una reducció notable de l'efecte amb la dosi habitual.

11. Abstinència, síndrome que es produeix quan disminueixen les concentracions de la substància a la sang o als teixits en una persona que ha estat consumidora habitual durant un període prolongat.

El diagnòstic d'un TCS es realitza tenint en compte la substància principal de consum, que pot ser: alcohol, al·lucinògens com la fenciclidina (PCP) o d'altres, estimulants (substàncies amfetamíniques, cocaïna, etc.), cafeïna, opiacis, cànnabis, inhalants, tabac, sedants-hipnòtics-ansiolítics, i altres (com ara els esteroides anabolitzants). No sempre és fàcil identificar una substància principal, ja que sovint es compleixen criteris diagnòstics per a dues substàncies –per exemple, alcohol i cocaïna o alcohol i sedants– o fins i tot més (policonsum).

Els onze criteris diagnòstics del TCS s'agrupen en: control deficitari (criteris 1-4), deteriorament social (criteris 5-7), consum de risc (criteris 8 i 9) i criteris farmacològics (criteris 10 i 11). Els criteris farmacològics no es tenen en compte si la persona es troba en tractament amb supervisió mèdica amb, per exemple, analgèsics, ansiolítics, betablocadors o antidepressius. Els TCS es diagnostiquen amb diferents nivells de gravetat segons el nombre de criteris simptomàtics que es compleixin. El trastorn es considera lleu si es presenten dos o tres criteris, moderat si se'n compleixen entre quatre i cinc, i greu a partir de sis criteris.

El diagnòstic es pot complementar codificant el *curs del trastorn*, en remissió inicial o sostinguda. Es considera en remissió inicial si la persona, que prèviament ha complert els criteris diagnòstics de TCS, no presenta cap criteri durant un mínim de tres mesos i sense arribar als dotze (excepte el criteri 4, que pot continuar present). Es considera en remissió sostinguda si no s'han complert els criteris diagnòstics del TCS durant un període de dotze mesos o més. A més, es pot especificar «en teràpia de manteniment» si la persona està prenent algun medicament prescrit, oral o *depot*, amb mecanisme d'acció agonista, agonista parcial, agonista/antagonista o antagonista, o en un «entorn controlat», quan la persona es troba en un entorn amb accés restringit a la substància, com pot ser, per exemple, una comunitat terapèutica.

Trastorns induïts. Existeix la possibilitat de diagnosticar una intoxicació o una abstinència que, en ambdós casos, consideren símptomes específics associats amb la substància concreta que els ha provocat (vegeu la taula 3). Els criteris generals per a ambdós trastorns, amb independència de la substància o sense concretar la simptomatologia específica que s'estableix per a cada droga, poden resumir-se en:

- ***Intoxicació.*** Per al seu diagnòstic es considera:
  - Consum recent de la substància.
  - Comportament problemàtic o canvis psicològics clínicament significatius que apareixen durant o poc després del consum.
  - Presència de signes o símptomes que apareixen durant o poc després del consum (habitualment dos o més).
  - Els signes o símptomes no es poden atribuir a cap altra afecció mèdica i no s'expliquen millor per un altre trastorn mental, inclosa una intoxicació amb una altra substància.

- ***Abstinència.*** Amb els criteris següents:
  - Cessament o reducció del consum que ha estat intens i prolongat (per exemple, consum diari o gairebé diari durant un període d'almenys diversos mesos).

- Aparició de signes i símptomes en un termini variable després del cessament o reducció, segons la substància (per exemple, 24 hores per a la cafeïna, una setmana per al cànnabis).
- Els signes o símptomes provoquen un malestar clínicament significatiu o deteriorament en l'àmbit social, laboral o en altres àrees importants del funcionament.
- Els signes o símptomes no es poden atribuir a cap altra afecció mèdica i no s'expliquen millor per un altre trastorn mental, incloses una intoxicació o una abstinència d'una altra substància.

La taula 3 recull els diferents diagnòstics de trastorns relacionats amb substàncies, tant per consum com induïts, segons les diferents substàncies que preveu el DSM-5-TR.

Cal esmentar el *trastorn de percepció persistent per al·lucinògens* o *flashbacks*, un trastorn induït que pot aparèixer amb el consum de substàncies al·lucinògenes i que es caracteritza per:

- Tornar a experimentar un o més símptomes perceptius similars als viscuts durant la intoxicació amb l'al·lucinogen, un cop cessat el consum (al·lucinacions geomètriques, percepcions errònies de moviment als camps visuals perifèrics, flaixos de color, intensificació dels colors, rastres darrere les imatges d'objectes en moviment, imatges romanents positives, halos al voltant dels objectes, macròpsia i micròpsia).
- L'experimentació perceptiva provoca un malestar clínicament significatiu o deteriorament en l'àmbit social, laboral o en altres àrees importants del funcionament.
- Els símptomes no es poden atribuir a cap altra afecció mèdica i no s'expliquen millor per un altre trastorn mental (per exemple,

Substància	Trastorn per consum de substàncies (TCS)	Intoxicació	Abstinència
Alcohol	Sí	Sí	Sí
Al·lucinògens (PCP, altres)	Sí	Sí	No
Estimulants (amfetamínics, cocaïna, altres)	Sí	Sí	Sí
Cafeïna	No	Sí	Sí
Opiacis	Sí	Sí	Sí
Cànnabis	Sí	Sí	Sí
Inhalants	Sí	Sí	No
Tabac	Sí	No	Sí
Sedants, hipnòtics o ansiolítics	Sí	Sí	Sí

Taula 3. Diagnòstics de trastorns relacionats amb substàncies, per consum i induïts, del Manual Diagnòstic i Estadístic dels Trastorns Mentals de l'Associació Americana de Psiquiatria (APA) per a les diferents substàncies considerades en la seva darrera versió revisada (DSM-5-TR).

síndrome confusional, trastorn neurocognitiu major, esquizofrènia) ni per al·lucinacions hipnopòmpiques (que apareixen en la transició del son a la vigília).

Finalment, pot ser necessari diagnosticar la presència *d'altres trastorns mentals induïts,* que poden ser trastorns psicòtics, trastorn bipolar, trastorns depressius, trastorns d'ansietat, trastorn obsessivocompulsiu, trastorns del son, disfuncions sexuals, síndrome confusional i trastorns neurocognitius. Tot i que no és fàcil fer-ne la distinció, cal establir un diagnòstic diferencial entre la coexistència d'un TCS i un altre trastorn mental induït o secundari, i la coexistència amb un altre trastorn mental primari. En el primer cas, és possible que amb el cessament del consum el trastorn remeti i no calgui un abordatge farmacològic ni psicoterapèutic específic. En el segon cas, es tracta de la denominada patologia dual, en què és necessari tractar simultàniament i de manera integrada ambdós trastorns mentals per millorar l'adherència i el pronòstic dels pacients. La patologia dual és més la norma que no pas l'excepció en la clínica dels TCS, amb una elevada prevalença que ha anat en augment els darrers anys.

No volem finalitzar aquest capítol sense fer esment al diagnòstic clínic per consum de *substàncies d'abús* que es considerava en el DSM-IV-TR (figura 4). Aquest es definia com un patró desadaptatiu de consum de substàncies que comporta un deteriorament o malestar clínicament significatiu, expressat per un (o més) dels criteris següents durant un període de dotze mesos:

1. Consum recurrent de substàncies que dona lloc a l'incompliment d'obligacions a la feina, a l'escola o a casa (per exemple, absències repetides o rendiment deficient relacionats amb el consum; absències o expulsions escolars vinculades al consum; negligència envers la cura dels fills o de les responsabilitats domèstiques).
2. Consum recurrent de la substància en situacions en què fer-ho comporta un risc físic (per exemple, conduir un vehicle o fer servir maquinària sota els efectes de la substància).
3. Problemes legals reiterats relacionats amb la substància (per exemple, detencions per comportaments escandalosos deguts al consum).

4. Consum continuat de la substància malgrat tenir problemes socials o interpersonals continus o recurrents provocats o agreujats pels seus efectes (per exemple, discussions amb la parella relacionades amb la intoxicació o violència física).

Per fer el diagnòstic d'abús, mai s'havien d'haver complert criteris de dependència de substàncies. Tot i que la distinció entre els diagnòstics d'abús i dependència que preveia el DSM-IV-TR de vegades generava dubtes, amb els nous criteris del DSM-5 l'abús es considera un TCS de gravetat lleu. Això comporta dubtes conceptuals a l'hora d'assignar el diagnòstic en casos com el patró de consum excessiu d'alcohol *(binge drinking)* o episodis de consum intensiu d'elevades quantitats d'alcohol, sovint combinat amb altres drogues (per exemple, cànnabis). Aquesta pràctica és freqüent en adolescents i jovent i s'ha convertit en un problema de salut pública en nombrosos països. Tot i que aquest consum pot tenir conseqüències devastadores per a la persona i el seu entorn, només una minoria acabarà desenvolupant un TCS. Així, el diagnòstic d'abús complia amb la funció de reconèixer un consum patològic entès com una etapa prèvia o de menor gravetat, evitant etiquetar-lo com a dependència o TCS. En aquest sentit, són especialment útils els diagnòstics considerats per la CIE.

Diagnòstics per consum de substàncies de la CIE

Les descripcions clíniques i pautes de diagnòstic de l'onzena edició de la CIE van entrar en vigor l'any 2022, després d'una dècada de treball intens del Departament de Salut Mental i Abús de Substàncies de l'OMS. Aquestes incorporen fortaleses del DSM-5 però també aconsegueixen superar diverses de les seves limitacions. La CIE-11 adopta una presa de decisions basada en l'evidència i la recerca translacional, amb consideració del cicle vital. És d'accés lliure per convertir-se en una eina d'abast mundial i de fàcil ús per a professionals no especialitzats d'atenció primària. En els trastorns per consum de substàncies preveu diferents diagnòstics basats en fases i patrons. Amb això compleix un dels seus principals objectius: abastar la prevenció i promoció de la salut pública en relació amb el consum de substàncies i no només el tractament.

La CIE-11 considera tres diagnòstics primaris mútuament excloents de trastorns per consum de substàncies i comportaments addictius: episodi únic de consum perjudicial, patró de consum perjudicial i dependència (vegeu la figura 7). A continuació es resumeixen els criteris generals de cadascun d'ells, per als quals cal identificar la substància que els origina.

Episodi únic de consum perjudicial. Aquest diagnòstic s'introdueix en l'edició actual amb l'objectiu de reconèixer episodis que causin dany sense complir els criteris d'un patró perjudicial conegut o de dependència.

Es caracteritza per un únic episodi que ha causat danys a la salut física o mental d'una persona o ha provocat un comportament que pot danyar la salut d'altres persones. El dany a la salut pròpia es produeix a causa d'un o diversos dels següents elements: 1) comportament relacionat amb la intoxicació; 2) efectes tòxics directes o secundaris sobre òrgans i sistemes corporals, o 3) via perjudicial d'administració. El dany a la salut d'altres persones inclou qualsevol forma de dany físic, inclòs un traumatisme, o trastorn mental directament atribuïble al comportament provocat per la intoxicació de la persona diagnosticada amb un episodi únic d'ús perjudicial.

Patró de consum perjudicial. Pot ser continu o episòdic i recurrent. Es tracta d'un patró de consum que ha causat danys a la salut física o mental d'una persona, o que ha comportat un comportament que pot danyar la salut d'altres persones. Els criteris de dany propi i a altres són els mateixos que en l'episodi únic. El patró de consum ha d'evidenciar-se durant un període mínim de dotze mesos si és episòdic, o d'almenys un mes si és continu. Aquest diagnòstic s'estableix si no es compleixen els criteris de dependència.

Dependència. Es considera un trastorn de la regulació del consum de la substància, que sorgeix de l'ús repetit o continuat durant un període mínim de dotze mesos. El diagnòstic es pot fer si el consum és continu (diari o gairebé diari) durant almenys tres mesos per a la majoria de substàncies, tot i que aquest període es redueix a un mes en el cas de l'alcohol. Es presenta quan hi ha:

1. Fort impuls intern o compulsió per consumir, que n'és el tret característic.
2. Disminució de la capacitat per controlar l'ús de la substància.
3. Augment de la prioritat atorgada al consum per damunt d'altres activitats.
4. Persistència del consum tot i el dany o les conseqüències negatives.

Aquestes experiències sovint van acompanyades d'una sensació subjectiva d'ansietat o necessitat de consumir, i poden presentar-se característiques fisiològiques, com la tolerància als efectes de la substància, símptomes d'abstinència després del cessament o la reducció del consum, o l'ús repetit de la substància o d'altres de similars per evitar o alleujar aquests símptomes.

De manera semblant al DSM-5-TR, es consideren codificacions complementàries en relació amb la remissió després d'un diagnòstic de dependència, sovint després d'un tractament o d'una altra intervenció (inclosa l'autoajuda):

- Completa primerenca. No s'ha consumit durant un període d'entre un i dotze mesos.
- Parcial prolongada. Reducció significativa del consum durant més de dotze mesos, encara que hi hagi hagut consum intermitent o continu durant aquest període, sense complir els criteris de dependència.
- Completa prolongada. No s'ha consumit durant dotze mesos o més.

Els diagnòstics d'intoxicació i d'abstinència, tot i estar inclosos com a criteris fisiològics dins el diagnòstic primari de dependència, es consideren també com a motiu de prestació de serveis de salut si no es coneix el patró de consum o si hi ha dependència (vegeu la figura 7). Els criteris per a ambdós es resumeixen a continuació.

Intoxicació. És un trastorn transitori, clínicament rellevant, que es produeix durant o poc després del consum, caracteritzat per alteracions causades pels efectes farmacològics de la substància. La seva intensitat està estretament relacionada amb la quantitat consumida. Té una durada limitada i disminueix a mesura que l'organisme elimina la substància. Les alteracions, la presentació clínica i la gravetat depenen de la substància.

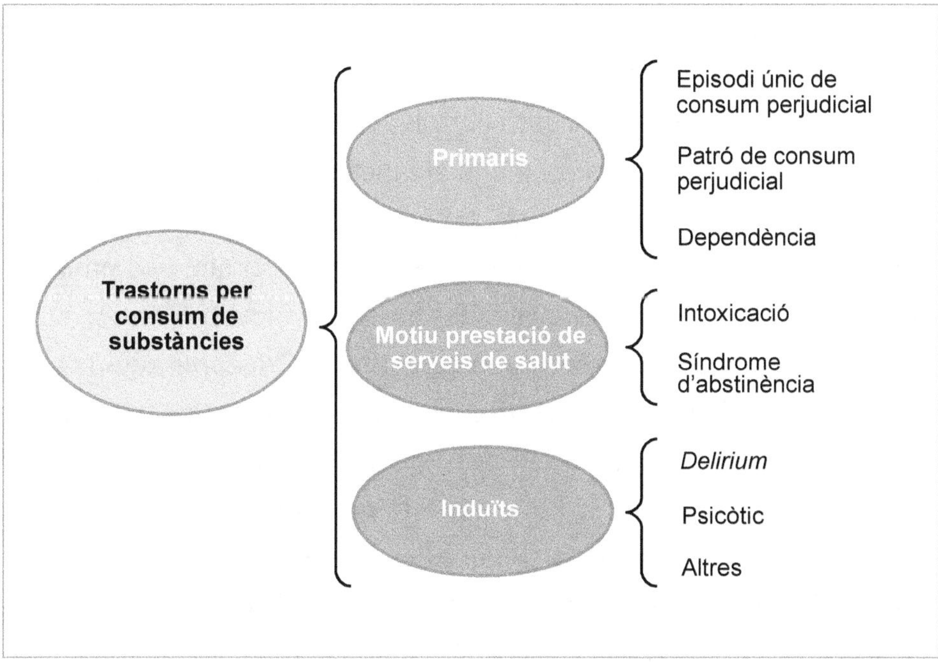

Figura 7. Diagnòstics dels trastorns per consum de substàncies de l'onzena edició de la Classificació Internacional de Malalties (CIE-11).

Abstinència. Conjunt clínicament significatiu de símptomes, comportaments o característiques fisiològiques, que varien en intensitat i durada, i es produeixen en cessar o reduir el consum en persones que han desenvolupat dependència o han consumit durant un període prolongat o en grans quantitats. Les característiques de presentació i possibles complicacions depenen de la substància.

També es consideren diagnòstics d'altres trastorns induïts els de *delirium* i trastorn psicòtic per a totes les substàncies, excepte en el cas de la nicotina, juntament amb una tercera categoria d'altres, on s'inclou una varietat de possibles diagnòstics més relacionats amb el tipus de substància.

La classificació de substàncies de la CIE-11 s'ha actualitzat considerablement respecte a l'anterior versió, amb la inclusió de 14 classes (vegeu la taula 4). Amb això s'ha volgut cobrir les conseqüències del consum de substàncies en la salut pública mundial i incloure tant les NSP com consums emergents. N'és un exemple el canvi de la denominació tabac per nicotina, per incloure formes alternatives de consum que han proliferat en els darrers anys, com el vapeig o les bosses de nicotina *(snus).*

Finalment, la CIE-11 preveu una categoria de trastorns deguts a l'ús de múltiples substàncies específiques, inclosos els medicaments, que es caracteritzen pel patró i les conseqüències del consum combinat. És a dir, el policonsum. Tot i que aquesta categoria té una finalitat de codificació, en les situacions clíniques es recomana assignar múltiples diagnòstics específics deguts al consum de substàncies en lloc d'utilitzar aquesta categoria d'agrupació.

- Alcohol
- Cànnabis
- Cannabinoides sintètics
- Opioides
- Sedants, hipnòtics i ansiolítics
- Cocaïna
- Estimulants (amfetamines, metamfetamines i metcatinona)
- Catinones sintètiques («sals de bany»)
- Cafeïna
- Al·lucinògens
- Nicotina
- Dissolvents volàtils
- MDMA o drogues relacionades
- Drogues dissociatives (ketamina i PCP)

Taula 4. Classes de substàncies incloses a la classificació CIE-11.

3
Bases psicobiològiques

Les drogues exerceixen els seus efectes reforçadors actuant sobre un conjunt d'àrees cerebrals interconnectades entre si sota la denominació de sistema de recompensa, integrat com a eix central per les vies dopaminèrgiques mesocortical i mesolímbica. Ambdues vies s'originen a l'àrea tegmental ventral (ATV o àrea 10) del mesencèfal, on es localitzen cossos de neurones dopaminèrgiques que envien projeccions al nucli accumbens a través del feix prosencefàlic medial. El nucli accumbens és una de les principals estructures encefàliques del sistema o circuit de recompensa. Es troba localitzat anatòmicament en la confluència lateral dels nuclis putamen i caudat, i és un component funcional de l'estriat ventral. Es divideix en dues regions que difereixen tant en morfologia com en funció:

- La regió externa *(shell)* estableix connexions aferents i eferents amb diferents nuclis del sistema nerviós, i projecta cap al sistema límbic. Aquesta zona participa en el processament dels reforça-

dors i sembla tenir un paper especialment rellevant en funcions motivacionals i emocionals.
- La regió central *(core)* manté connexions amb estructures motores dels ganglis basals i modula la inhibició de l'escorça o còrtex prefrontal mitjançant projeccions dopaminèrgiques. Participa en els efectes condicionats de les drogues.

El nucli accumbens funciona com un centre modulador entre els sistemes límbic i motor, i participa en funcions cognitives, emocionals i psicomotores. El sistema de recompensa es comunica amb altres estructures del SNC. Entre aquestes destaquen l'amígdala, que participa en el reconeixement d'estímuls externs rellevants, així com en la seva cerca o evitació, i l'hipocamp, responsable de la memòria relacionada amb el context i la integració de la informació emocional i la memòria. En la integració de la informació del circuit de recompensa també hi participa l'hipotàlem lateral, que rep aferències del processament del nucli accumbens, i el tàlem dorsomedial, que intervé en les emocions, així com en els efectes derivats del dolor i del cicle son-vigília. Això evidencia la multiplicitat d'efectes emocionals, cognitius i conductuals que pot produir i modificar el consum de drogues (vegeu la figura 8).

La dopamina sembla ser el principal neurotransmissor implicat en les accions reforçadores de les drogues; és el neurotransmissor majoritari que l'ATV i el nucli accumbens utilitzen en les seves projeccions. Però altres neurotransmissors, com el GABA, el glutamat, el sistema opioide i la serotonina, també hi participen de forma molt rellevant. El GABA constitueix aproximadament un terç de les neurones de l'ATV i no només són responsables de la inhibició local, sinó que també projecten al nucli accumbens i a la cort prefrontal. El glutamat és el neurotransmissor de nombroses projeccions cap al nucli accumbens, com

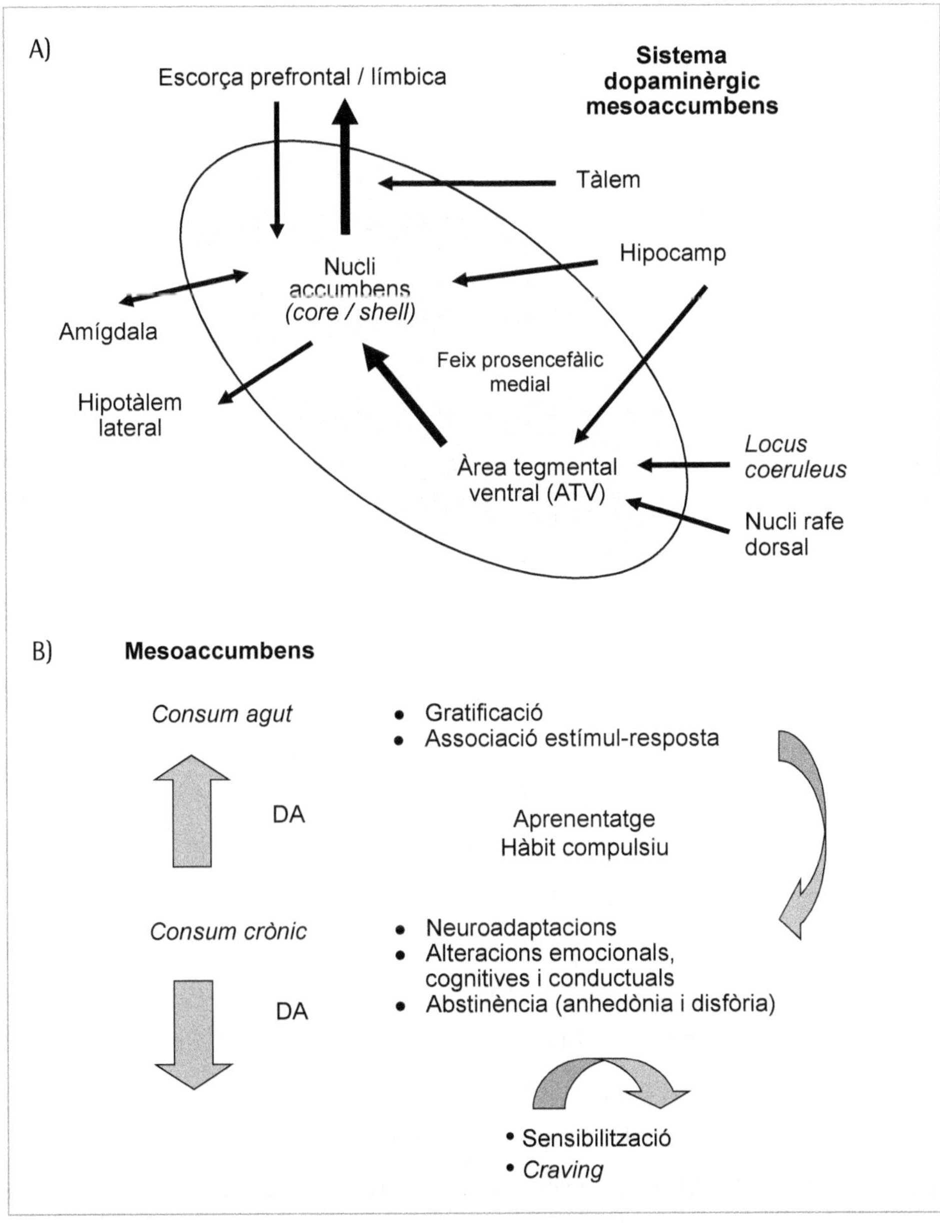

Figura 8. Principals connexions del sistema de reforç cerebral, constituït pel sistema dopaminèrgic mesoaccumbens, on exerceixen els seus efectes gratificants de manera directa o indirecta les drogues (A) i canvis neurofuncionals produïts pel consum agut i crònic (B). DA: dopamina.

les que rep de l'amígdala, de l'hipocamp i de l'escorça prefrontal. En l'inici i manteniment de l'addicció a substàncies, la implicació del glutamat resulta essencial per al condicionament d'estímuls i per consolidar, amb la seva hiperactivitat («desbordament glutamatèrgic»), canvis funcionals provocats per la presència de les drogues.

Efectes del consum agut

El consum agut fa referència als primers contactes amb la droga, quan l'administració o el consum es produeix de manera puntual o esporàdica. El terme agut no indica relació amb la dosi consumida, la qual en els consums inicials sol ser l'habitual amb finalitats recreatives i no gaire elevada.

Totes les substàncies amb potencial addictiu actuen sobre mecanismes neurofisiològics comuns del sistema de reforç cerebral, tot i que existeixen diferències en la potència o magnitud del canvi exercit. Així, totes les drogues activen la via dopaminèrgica mesolímbica, que és crucial en el procés de desenvolupament d'una addicció a substàncies (figura 6). Com s'ha vist, aquesta via s'origina a l'ATV, àrea situada al mesencèfal, i la seva activació durant el consum agut de la droga provoca un augment en la taxa d'alliberament de dopamina, juntament amb una regulació a l'alça dels nivells del segon missatger AMPc al nucli accumbens i a l'amígdala, regions crítiques relacionades amb la recompensa i l'aprenentatge del consum. Aquesta estimulació es pot produir de manera directa o indirecta segons la droga, i això no està relacionat amb la potència de l'efecte. Són exemples de substàncies amb acció directa la cocaïna i els estimulants amfetamínics, mentre que l'alcohol, la nicotina, l'heroïna i el cànnabis són substàncies amb acció indirecta.

Els reforçadors naturals (aliment, sexe...) i les drogues provoquen una alliberació de dopamina a la regió externa del nucli accumbens *(shell).* Aquesta activació de la via dopaminèrgica mesolímbica està implicada en la creació d'hàbits de conducta i l'addicció comporta una alteració crònica del funcionament endogen d'aquesta via. Hi ha diferències rellevants entre l'acció dels reforçadors naturals i les drogues: l'alliberació provocada per drogues sol ser molt més intensa i sostinguda en el temps. Així, després de les recompenses naturals s'aconsegueix la satisfacció o sacietat a causa del descens de dopamina, mentre que després del consum de substàncies l'increment es manté sense arribar a l'estat de sacietat. Aquest fenomen, amb el consum repetit i intermitent, constitueix el substrat neurofuncional de la sensibilització. La recerca preclínica ha evidenciat que lesions selectives de les neurones dopaminèrgiques del *shell* redueixen els efectes reforçadors de les drogues en animals. A més, l'activació de la via dopaminèrgica mesocortical indueix una hiperactivitat dopaminèrgica a l'escorça prefrontal que s'ha relacionat amb el procés d'aprenentatge i el desenvolupament de l'hàbit associat al consum.

Efectes del consum crònic

Durant el consum crònic d'una droga es desenvolupen fenòmens de neuroadaptació que condueixen a restablir l'homeòstasi o equilibri intern de l'organisme. Al llarg d'aquesta fase tenen lloc canvis crítics a nivell intracel·lular que impliquen el desenvolupament de sensibilització a l'alliberament de dopamina en la via mesolímbica. Això resulta crucial per a l'establiment de la dependència i l'aparició de simptomatologia d'abstinència després del cessament o reducció del consum.

Els resultats obtinguts en diferents estudis indiquen que el consum crònic de drogues produeix una hipoactivitat del sistema dopaminèrgic que s'associa a una reducció de la sensibilitat als reforçadors naturals, cosa que explicaria l'anhedònia i la disfòria que manifesta la població amb TCS durant el període d'abstinència, en absència de la droga (figura 8B). En aquest sentit, s'han evidenciat canvis en sistemes de segons missatgers i desequilibris en l'expressió dels receptors dopaminèrgics D1 i D2 a l'escorça prefrontal. Mentre que els receptors D1 expressen un perfil a l'alça i de sensibilització, els receptors D2 s'expressen a la baixa i amb menor afinitat. És plausible que la hipoactivitat dopaminèrgica i l'alteració del perfil receptor sigui un dels mecanismes subjacents a l'addicció a drogues, mantenint el consum com a mitjà per compensar aquest dèficit que es manifesta entre consums. Pel que fa a la menor densitat de receptors D2 en éssers humans, s'apunta que la seva existència prèvia a l'inici del consum podria ser un factor de vulnerabilitat a l'addicció.

D'altra banda, l'ansietat i la negativitat afectiva observades en persones amb TCS durant els períodes d'abstinència s'han relacionat amb una alteració en l'eix neuroendocrí hipotàlem-hipòfisi-suprarenal. De fet, totes les drogues durant els períodes d'abstinència provoquen un augment de la transmissió mitjançada per l'hormona alliberadora de corticotropina (CRF), un neuropèptid sintetitzat per l'hipotàlem i l'activació del qual té lloc com a resposta a l'estrès.

Així mateix, la dopamina exerceix un paper crític en els processos que controlen la recerca i la ingesta de drogues després d'un període d'abstinència (craving). La seva implicació és complexa, amb mecanismes dopaminèrgics subjacents en què diferents circuits, grups neuronals i perfils d'activitat poden estar motivant-la. En aquest sentit, els canvis a l'alça en l'expressió dels receptors dopaminèrgics D3 s'han associat amb la sensibilització, el condicionament d'estímuls relacionats amb el consum i el control de la conducta de recerca. Tot plegat, finalment, participa en el risc de recaiguda.

Epigenètica

És una àrea de recerca molt activa en el camp de l'addicció a substàncies, centrada en l'estudi de l'herència dels patrons d'expressió gènica que no estan determinats per la seqüència genètica (la cadena de parells de bases de l'ADN de cada individu). Els canvis en l'expressió de gens, en les principals regions cerebrals que formen part del circuit de reforç, poden contribuir tant al desenvolupament com al manteniment de l'addicció a drogues. Fins al moment s'han recollit nombroses dades sobre els mecanismes moleculars mitjançant els quals les drogues i els estímuls ambientals relacionats (com ara els senyals o l'estrès associats a les drogues) convergeixen sobre el genoma per alterar programes específics de gens.

Els canvis en l'expressió estable dels gens semblen estar mediatitzats, almenys en part, per mecanismes epigenètics que modifiquen l'estructura de la cromatina en les regions promotores de gens específics. Així, l'acetilació de residus de proteïnes histones redueix la interacció electrostàtica entre aquestes proteïnes i l'ADN, fent que aquest sigui més accessible als reguladors transcripcionals. Estudis recents han posat de manifest que la hiperacetilació en regions promotores s'associa clarament amb l'activació de gens, mentre que la hipoacetilació es relaciona amb una reducció de l'expressió gènica. Aquesta associació també s'ha descrit a nivell cerebral en resposta a la majoria de drogues, essent l'alcohol una de les més estudiades i que ha evidenciat importants canvis epigenètics. Aquests canvis es produeixen especialment amb el consum crònic, tot i que en alguns casos consums puntuals ja poden generar canvis de llarga durada. Les modificacions epigenètiques induïdes per l'alcohol –encara que això és aplicable a altres drogues– estan implicades en les adaptacions cel·lulars relacionades amb la dependència i les dificultats per mantenir l'abstinència.

Models animals

L'ús de models animals ha estat clau en l'estudi experimental de l'addicció a substàncies en humans, i molts dels resultats obtinguts s'han pogut traslladar a l'àmbit clínic. Aquests permeten modelitzar nombrosos aspectes de la conducta addictiva (tolerància, dependència, recerca de drogues i recaiguda, bases psicobiològiques, etc.), la influència dels factors implicats i els tractaments farmacològics o psicològics. També hi ha aspectes que no poden ser modelitzats, com algunes conseqüències orgàniques del consum crònic i el policonsum, que és el patró actual més prevalent entre la població amb TCS. Això repercuteix en la validesa aparent o similituds entre el trastorn mental en humans i el model animal, així com en la validesa predictiva que implica que qualsevol fenomen que modifiqui el trastorn en humans hauria de provocar efectes similars en el model animal.

A la figura 9 es recullen les bases psicobiològiques de les principals drogues que estudien els models animals i a la taula 5 les seves limitacions i principals contribucions. Destaquen com a exemples d'aquests models:

- ***Condicionament de preferència de lloc.*** Les propietats reforçadores d'una substància s'infereixen a partir de la tendència dels

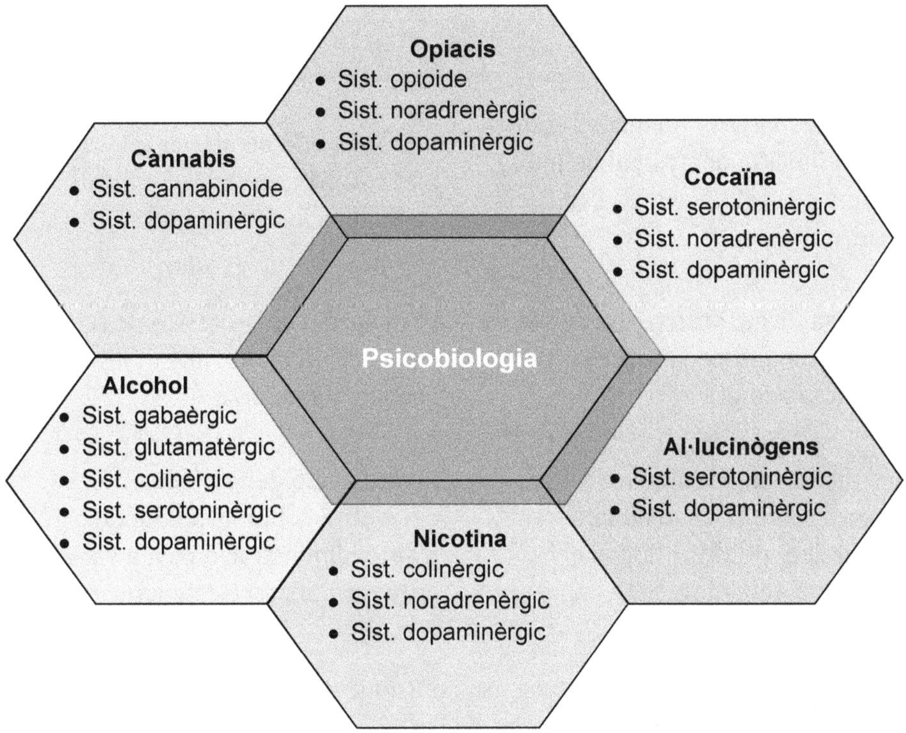

Figura 9. Bases psicobiològiques de les principals drogues que estudien els models animals d'addicció a substàncies.

animals a preferir un lloc, prèviament neutre, que s'ha associat amb les conseqüències afectives derivades de l'administració d'una droga. Les respostes es regulen mitjançant processos d'aprenentatge pavlovià (condicionament clàssic) d'associació entre estímuls ambientals i estímuls reforçadors o aversius. És a dir, s'utilitzen les propietats motivacionals primàries d'un estímul (la droga) com a *estímul incondicionat* (EI). L'aparellament repetit de l'EI amb un conjunt de claus ambientals, inicialment neutres, fa que aquestes adquireixin propietats motivacionals secundàries i puguin actuar com a *estímul condicionat* (EC). S'utilitzen caixes amb dos com-

Limitacions	Contribucions
Validesa aparent i predictiva: sense una definició operacional de molts factors que influeixen en l'addicció a substàncies	Determinació de diferents mecanismes cerebrals implicats en l'addicció a substàncies
Validesa de constructe: no existeix una teoria unificada sobre la conducta addictiva	Participació de processos de reforç en l'inici i el manteniment de la conducta addictiva
Les substàncies addictives tenen efectes sobre la conducta operant que poden interferir (locomoció, percepció del dolor...)	Identificació de la pèrdua de control sobre la conducta d'autoadministració com a variable crítica en el procés addictiu

Taula 5. Principals limitacions i contribucions al camp de recerca de l'addicció a substàncies de l'estudi amb models animals.

partiments físicament diferents (per exemple, un de negre i un de blanc), que els animals distingeixen clarament i que funcionen com a EC associats als estats de plaer o aversió que experimenten quan reben la substància. El procediment consta de tres fases:

1. *Precondicionament.* Avalua si hi ha una possible preferència inicial de l'animal per algun dels compartiments.
2. *Condicionament.* Un compartiment s'associa a l'administració de sèrum salí i, posteriorment, el tractament amb la droga s'associa a l'altre.
3. *Exploració lliure de l'animal.* Es deixa l'animal dins la caixa sense administrar-li la substància i s'enregistra el temps que

passa en cada compartiment. Si passa més temps al compartiment associat a la droga, es dedueix que aquesta és reforçadora, ja que ha induït una preferència pel lloc on li va ser administrada. Si, per contra, passa més temps al compartiment on no va rebre la droga, es pot concloure que la substància té propietats aversives.

Aquest model permet estudiar les propietats motivacionals de les drogues i els efectes aversius induïts per la seva retirada. També s'utilitza com a model per a l'estudi de les recaigudes, avaluant-se la reinstauració de la preferència induïda per drogues després d'un període en què aquesta resposta s'havia extingit.

- ***Autoestimulació elèctrica intracranial.*** El descobriment, a principis dels anys cinquanta, que els animals d'experimentació podien aprendre a estimular-se elèctricament en algunes regions cerebrals implicades en el sistema de recompensa cerebral, per part dels científics James Olds i Peter Milner, va ser el punt de partida de la investigació psicobiològica del reforç i constitueix la base d'aquest model. El model avalua les propietats recompensants de les substàncies a partir dels canvis que provoquen en l'autoestimulació, les drogues potencien els efectes de l'autoestimulació elèctrica intracranial. Els animals fan una resposta operant que els permet autoadministrar-se polsos elèctrics en diverses àrees cerebrals del sistema de recompensa on se'ls han implantat elèctrodes, com el nucli accumbens. L'administració aguda de drogues disminueix el llindar d'autoestimulació, de manera que l'animal necessita menys estimulació per percebre la sensació reforçadora. La reducció del llindar es relaciona amb el poder reforçador de la substància: com més baix és el llindar, més gran és el poder reforçador de la droga.

Autoadministració de drogues. És un model que utilitza l'aprenentatge d'una conducta operant, simula el consum d'una droga en humans i representa una mesura directa de les seves propietats reforçadores. Parteix del supòsit que les drogues actuen com a estímuls reforçadors que, segons la concepció funcional skinneriana, és a dir, emfatitzant la importància de l'ambient en la determinació de la conducta, incrementen la resposta operant. La freqüència de resposta no depèn només del reforç, sinó que també està influïda per altres variables o contingències del reforçament que cal estudiar per predir i controlar la conducta.

La comprovació que una droga funciona com a reforçador es fa mitjançant la comparació de la freqüència de resposta mantinguda per la droga amb les freqüències prèvies en condicions de control (habitualment administració de sèrum salí). Després de l'extinció de la conducta associada al consum d'una droga, aquesta es pot reinstaurar amb l'administració d'una petita dosi de la substància autoadministrada *(dosi priming).* Aquest model presenta una excel·lent validesa predictiva, ja que existeix una gran similitud entre els resultats amb animals i les conductes addictives humanes.

4
Substàncies depressores. Alcohol i heroïna

De les múltiples substàncies que formen part del grup farmacològic de les depressores, centrarem l'atenció en l'alcohol i l'heroïna. El primer, com a exemple de substància legal, i la segona, d'il·legal; el consum d'ambdues pot produir conseqüències greus en la persona i, en el seu abordatge terapèutic, sol ser necessari l'ús de tractament farmacològic.

Les substàncies depressores presenten un perfil bifàsic, amb efectes desinhibidors a dosis baixes i depressors a dosis elevades. El perfil farmacològic, que depèn de la dosi, destaca de menor a major intensitat per efectes de sedació, relaxació muscular, hipnosi, ansiòlisi, anticonvulsió, anestèsia, coma i depressió respiratòria. Assolir un estat d'intoxicació, per consum de dosis molt elevades, pot ser greu i fins i tot comportar la mort (vegeu la figura 10).

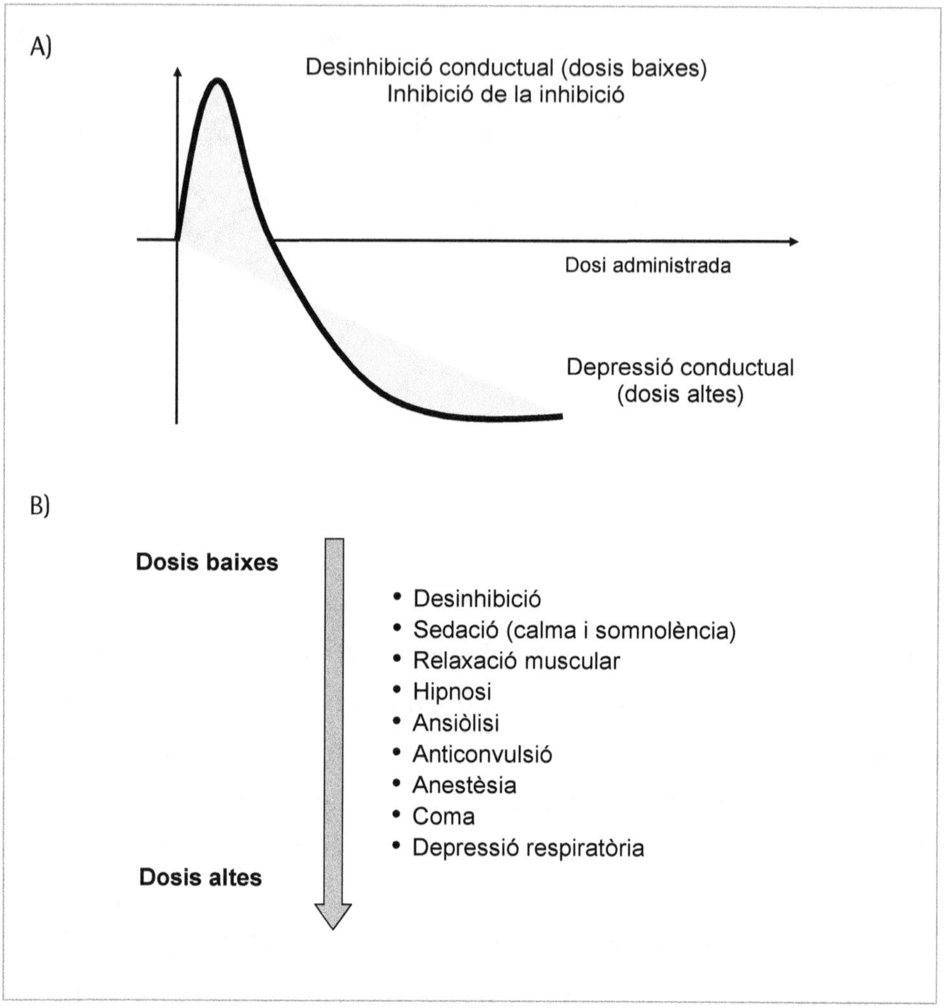

Figura 10. Perfil bifàsic de les substàncies depressores (A) i farmacològic amb els principals efectes dependents de la dosi (B).

Alcohol

El coneixement dels efectes psicoactius de l'alcohol etílic o etanol (CH_3-CH_2OH) i el seu ús amb finalitats màgico-religioses en begudes de baixa graduació alcohòlica (vi i cervesa) es remunta a l'antiguitat. Les primeres dades documentades de begudes alcohòliques fermentades, semblants a la cervesa, daten dels anys 3700-2300 a.n.e. Les begudes alcohòliques de fermentació, amb un percentatge limitat d'etanol (graduació alcohòlica d'entre un 3 % i un 13 % aproximadament), van ser àmpliament superades per la destil·lació amb alambí. En el zenit de la cultura àrab, cap a l'any 800 d.n.e., els alquimistes van descriure correctament la metodologia i els instruments tècnics necessaris per a la destil·lació. Això va afavorir la producció de begudes alcohòliques d'alta graduació (36-45°) i, en zones de contacte entre la cultura àrab i la cristiana, com la península Ibèrica, es van donar les condicions òptimes per a aquest intercanvi cultural.

Entre els segles XI i XIV es van atribuir a les begudes alcohòliques diversos usos: nutricional, com a dissolvent, religiós i terapèutic (desinfectant). Va ser ja al segle XVII quan es va iniciar la comercialització del vi. Per aprofundir en aspectes històrics de l'alcohol i altres drogues, es pot consultar l'última edició del llibre de referència que Antonio Escohotado va publicar el 1999.

Actualment, existeixen circumstàncies econòmiques, culturals i socials que donen prestigi a les begudes alcohòliques i només es produeix un rebuig quan es desenvolupa un trastorn per consum d'alcohol (TCA). En ocasions, només el dany biològicament objectivable, amb analítiques alterades o signes/símptomes de patologies orgàniques secundàries, motiva el tractament. La minimització dels riscos de les begudes alcohòliques per a la salut és universal, especialment en països vitivinícoles (Espanya, França, Itàlia, Portugal, etc.). Com a exemple, no s'ha aconseguit que les ampolles portin etiquetatge d'advertència, a diferència del que ha passat amb el tabac. Al quadre 1 es resumeixen l'origen i algunes dades històriques sobre l'alcohol.

- **3700-2300 a.n.e.** Primeres dades documentades de begudes fermentades. Coneixement dels efectes psicoactius i ús màgic-religiós de begudes de baixa graduació alcohòlica fermentades (3-13°), semblants a la cervesa, des de l'antiguitat.
- **800 d.n.e.** El poble àrab perfecciona el sistema de destil·lació mitjançant l'alambí i s'expandeix la fabricació de begudes alcohòliques d'alta graduació (36-45°).
- **Segles XI-XIV.** Ús nutricional, com a dissolvent, religiós i terapèutic (desinfecció).
- **Segle XVII.** Inici de la comercialització del vi.
- **Segles XX-XXI.** Prestigi per circumstàncies econòmiques, culturals i socials, minimització dels riscos. Només es rebutja en cas de presència d'un trastorn per consum d'alcohol (TCA).

Quadre 1. Origen i apunts històrics de l'alcohol etílic o etanol (CH_3-CH_2OH).

Mecanisme d'acció

L'alcohol és l'exemple paradigmàtic d'una substància molt poc selectiva, amb efectes múltiples a nivell cel·lular i funcional que afecten diversos sistemes de l'organisme i una gran varietat de sistemes de neurotransmissió. Això explica la diversitat i generalització d'accions en l'organisme i, especialment, en el SNC.

El consum agut de dosis altes d'alcohol, com en una intoxicació etílica, ocasiona un augment de la fluïdesa (flexibilitat) de les membranes neuronals, cosa que comportaria una alteració del funcionament del sistema nerviós associada a un possible efecte anestèsic. Amb el consum crònic, però, es produeixen canvis adaptatius en les membranes que les fan més resistents a l'acció fluïdificant de l'alcohol. És a dir, es produeix el fenomen de tolerància. El consum d'alcohol esdevé una necessitat per mantenir un nivell de flexibilitat de les membranes que permeti el funcionament cel·lular, que no sempre serà òptim (vegeu la figura 11).

L'increment de la fluïdesa de les membranes modifica l'activitat de determinats receptors de membrana, especialment els receptors $GABA_A$, als quals s'uneixen substàncies depressores d'ús terapèutic com les benzodiazepines i els barbitúrics. Així, tot i que l'alcohol no té un lloc concret de lligand en aquest receptor, comparteix el mecanisme d'acció d'ampliar el canal iònic dels receptors, facilitant l'entrada de l'ió Cl^- i la inhibició resultant. Això representa una acció agonista funcional. La presència d'alcohol també actua sobre els canals de Ca^{2+},

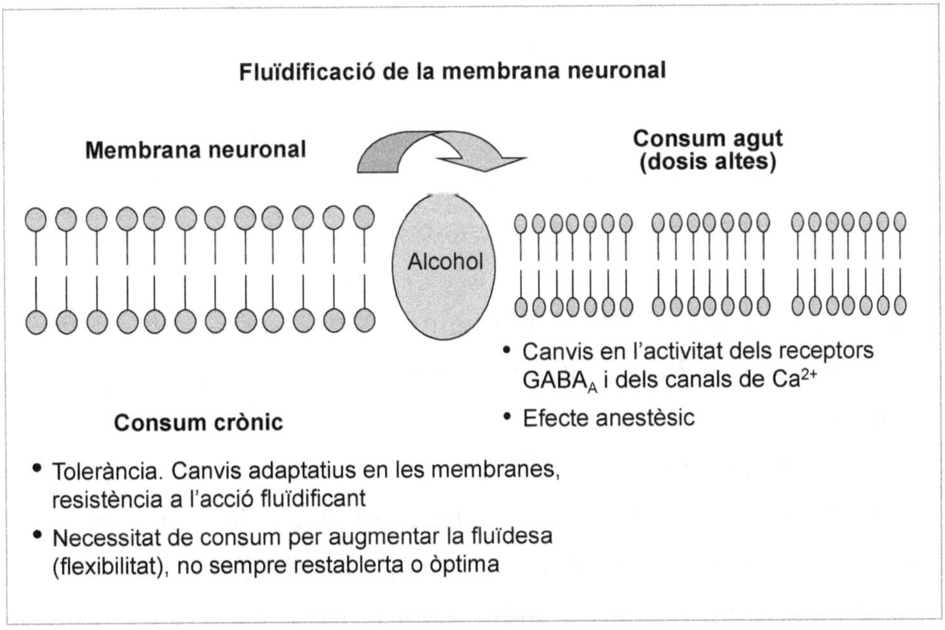

Figura 11. Mecanisme d'acció i conseqüències del consum d'alcohol agut o crònic sobre la membrana neuronal.

reduint l'entrada d'aquest ió a l'interior cel·lular i la posterior cascada responsable de la comunicació química neuronal. En aquest sentit, l'alcohol comparteix els efectes hipnòtics i ansiolítics dels barbitúrics i de les benzodiazepines, substàncies amb les quals se sap que desenvolupa fenòmens de tolerància i dependència creuats.

El consum agut d'alcohol té també efectes derivats de la seva unió a receptors de membrana. És un agonista químic dels receptors nicotínics colinèrgics, amb certs subtipus expressats en estructures del sistema dopaminèrgic mesoaccumbens que l'activaran, com també passa a nivell somàtic en el control del moviment. Pel que fa als efectes de l'alcohol en les vies serotoninèrgiques, el consum agut té una acció agonista química dels receptors 5-HT_3, amb un resultat excitador quan s'activen. Aquest mecanisme també es relaciona amb l'increment de l'activitat dopaminèrgica mesoaccumbens i, tot i que no hi ha tractaments eficaços actualment, la recerca preclínica amb substàncies antagonistes dels receptors 5-HT_3 ha mostrat eficàcia en la reducció de la ingesta d'alcohol. Quant al receptor n-metil-D-aspartat (NMDA) per al glutamat, l'alcohol en redueix l'activació (actua com un antagonista no competitiu), mentre que l'adaptació neuroquímica a la presència crònica d'alcohol es produeix mitjançant un increment del nombre de receptors NMDA. A la figura 12A es mostren els principals mecanismes d'acció de l'alcohol sobre l'activitat dels receptors de membrana.

L'efecte gratificant de l'alcohol, amb increment en l'alliberament de dopamina al sistema mesoaccumbens, es produeix de forma indirecta, tot i que el resultat és potent i anàleg al que generen les substàncies psicoestimulants (cocaïna i amfetamines). L'estimulació dopaminèrgica s'atribueix a l'acció de l'alcohol sobre els receptors nicotínics i serotoninèrgics, com ja s'ha esmentat, juntament amb l'alliberament

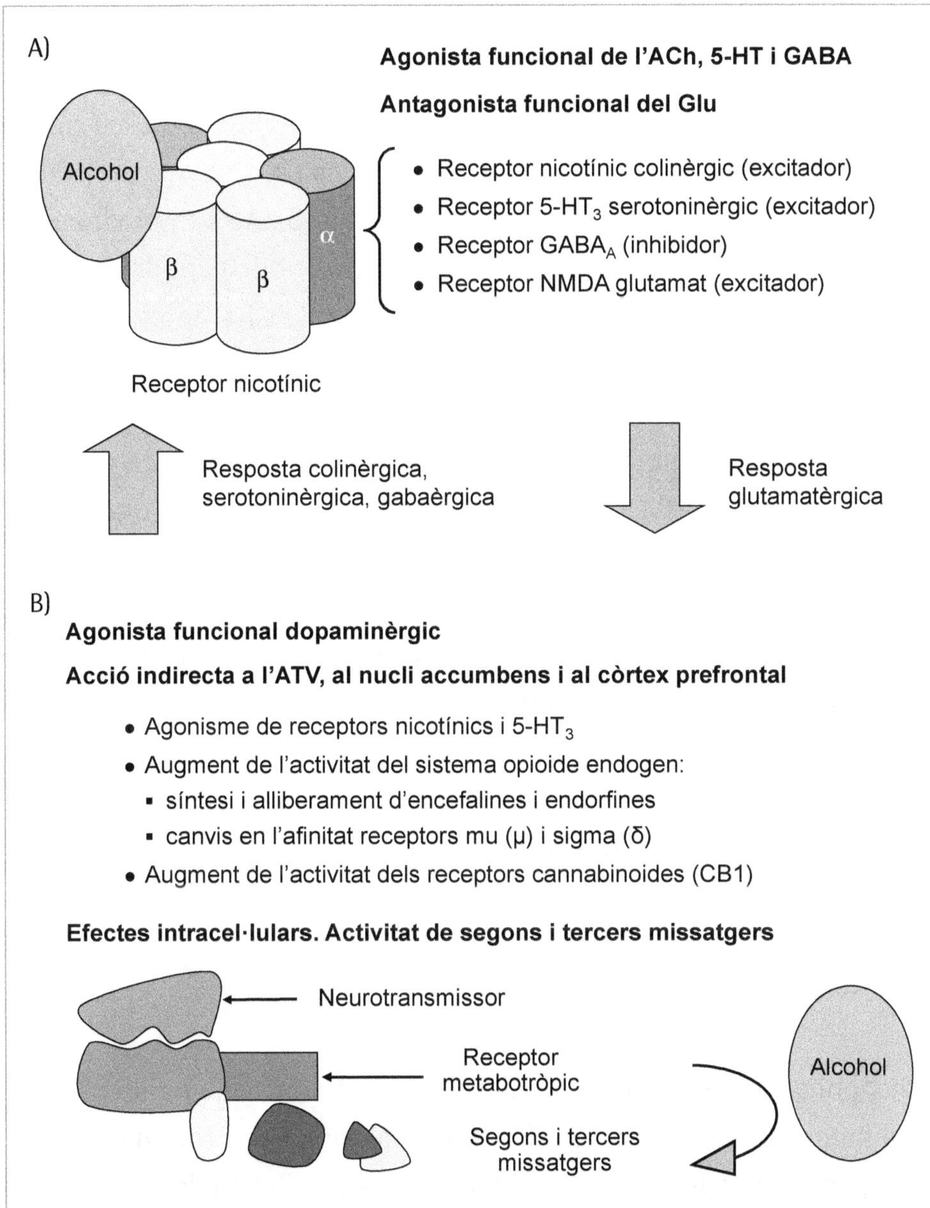

Figura 12. Mecanisme d'acció del consum agut d'alcohol sobre l'activitat dels receptors de membrana (A) i mecanismes responsables de l'estimulació indirecta del sistema de reforç cerebral i efectes intracel·lulars que modifiquen l'activitat neuronal (B). ACh: acetilcolina; DA: dopamina; Glu: glutamat.

de pèptids opioides endògens (encefalines i endorfines) i canvis en l'activitat endocannabinoidea (vegeu la figura 12B). El consum agut d'alcohol augmenta l'activitat del sistema encefalinèrgic i, en menor mesura, endorfínic a l'ATV, al nucli accumbens i a l'escorça prefrontal, potenciant la unió als receptors mu (μ) i sigma (δ). Això es produeix per canvis dosidependents en la síntesi i alliberament de pèptids endògens i en l'afinitat dels receptors. Més recentment, s'ha implicat l'acció de l'alcohol sobre el sistema cannabinoide: el consum agut regula a l'alça l'activitat dels receptors tipus 1 (CB1) i el consum crònic n'altera la densitat. Aquest mecanisme modula l'activitat de les neurones gabaèrgiques de l'ATV, reforça l'estimulació del sistema de gratificació i té múltiples altres efectes sobre estructures essencials cognitives i emocionals.

Finalment, cal esmentar que les accions de l'alcohol produeixen canvis intracel·lulars en l'expressió gènica de segons i tercers missatgers, en aquelles comunicacions on actua sobre receptors de tipus metabotròpic. Això amplifica les conseqüències del consum agut, però encara més les del consum crònic (figura 12B).

Farmacocinètica

L'alcohol és una substància de baix pes molecular, líquida a temperatura ambient i d'elevada volatilitat. La via principal d'administració és l'oral, amb una absorció ràpida i eficient. La via d'administració dèrmica mostra una absorció limitada, però s'utilitza terapèuticament com a antisèptic i desinfectant en presentacions d'alcohol pur (entre 70-96°).

Un 10-20 % de l'alcohol ingerit passa a la sang des de l'estómac i la resta (80-90 %) des de l'intestí un cop travessat el pílor. L'accés pel pílor i la posterior absorció de l'alcohol és més lent si hi ha presència d'aliments. L'alcohol és una substància fortament hidròfila o miscible en aigua i, en conseqüència, lipòfoba o insoluble en greixos. Es distribueix per tots els compartiments líquids del cos i de forma proporcional a la quantitat d'aigua dels diferents teixits, mentre que està absent de les fraccions greixoses. Hi ha diferències entre sexes pel que fa al volum de distribució, ja que les dones tenen menys contingut d'aigua corporal i més greix. Això contribueix al fet que els nivells d'alcoholèmia en dones siguin superiors per al mateix consum d'alcohol. La concentració màxima s'assoleix entre 30 i 90 minuts després del consum i la semivida se situa entre quatre i vuit hores.

El *metabolisme* principal de l'etanol es produeix en diverses fases. La primera fase té lloc a l'estómac, on l'enzim alcohol deshidrogenasa (ADH) oxida l'etanol i el converteix en acetaldehid. L'activitat de l'ADH gàstrica és menor en dones que en homes, cosa que genera en elles majors alcoholèmies per la mateixa quantitat ingerida. L'acetaldehid és una substància tòxica i carcinògena, i en persones sanes passa ràpidament al fetge, on tenen lloc les fases següents del metabolisme. L'acetaldehid es converteix en acetat per acció de l'enzim aldehid deshidrogenasa (ALDH) i aquest es transforma en diòxid de carboni i aigua, que passen al torrent sanguini i són utilitzats per l'organisme. La taxa de metabolització és constant, d'uns 0,12 g/l en sang per hora, tot i que depèn de la quantitat d'alcohol ingerida i de diferències interindividuals.

Hi ha dues vies secundàries de metabolització hepàtica de l'alcohol. Una és l'anomenada MEOS (sistema oxidatiu microsomal de l'etanol, per les sigles en anglès), que s'activa només quan, per una ingesta massiva, la via principal resulta insuficient, o també en persones amb alcoholisme crònic i afecció hepàtica. L'activació de la via MEOS interfereix en el metabolisme d'altres substàncies i explica nombroses interaccions farmacològiques. La tercera via metabòlica és la de la catalasa, molt minoritària, ja que metabolitza menys del 2 % de l'alcohol ingerit. El seu interès rau en el fet que pot ser un bon marcador de la vulnerabilitat a desenvolupar una dependència a l'alcohol, ja que mostra més activitat en individus amb història familiar d'alcoholisme. També pot intervenir el CYP2E1, que només s'activa quan s'han ingerit grans quantitats d'alcohol.

L'alcohol s'elimina sense metabolitzar en una petita proporció (5-10 %) per les vies d'excreció pulmonar i renal, la qual cosa permet fer mesuraments d'alcoholèmia, tot i que menys precisos que els sanguinis. Les determinacions en aire expirat amb alcoholímetres són típiques en seguretat viària, i les d'orina (alcoholúria) s'utilitzen en controls durant el procés terapèutic. A la taula 6 es recullen les principals característiques de la farmacocinètica de l'alcohol.

Cal tenir en compte que els dos paràmetres de la fase de distribució relacionats amb el temps d'efecte –en aquest cas de l'alcohol, però també d'un fàrmac o substància– són el *temps del pic de nivell màxim* ($T_{màx}$), que fa referència al temps que es tarda a assolir el nivell plasmàtic màxim (biodisponibilitat) des de la seva administració; és un indicador del temps necessari perquè comencin els efectes. I el *temps de semivida (o vida mitjana) d'eliminació* ($t_{1/2}$), és a dir, el temps que triga la substància a reduir a la meitat la concentració plasmàtica màxima (biodisponibilitat).

Hi ha persones amb *intolerància a l'alcohol*, un fenomen que es dona entre el 50 i el 80 % de la població oriental i indígena sud-americana. Aquesta intolerància, de base genètica, es deu a l'absència de l'enzim hepàtic ALDH, responsable de metabolitzar l'acetaldehid per eliminar-lo de l'organisme (vegeu la figura 13). Després del consum

Procés	Característiques
Absorció	• Per v.o. ràpida i bona • Accés a la sang 10-20 % des de l'estómac i la resta des de l'intestí • El menjar a l'estómac la retarda
Distribució	• Ràpida • Proporcional a la quantitat d'aigua de teixits (diferències entre sexes) • $T_{màx}$ 30-90 min - $t_{1/2}$: 4-8 h
Metabolisme	• Taxa de metabolització constant (0,12 g/l en sang per hora) • Alcohol deshidrogenasa (ADH) en estómac conversió en acetaldehid i aldehid deshidrogenasa (ALDH) en fetge conversió en acetat i aquest en diòxid de carboni i aigua • Consum elevat: vies secundàries (MEOS i calatasa) i CYP2E1
Excreció	• Renal i pulmonar sense metabolitzar (5-10 %)*

CYP: citocrom P. * Alcoholèmia en aire expirat (seguretat viària) i alcoholúria en orina (controls procés terapèutic).

Taula 6. Principals característiques de la farmacocinètica de l'alcohol.

d'alcohol, en les persones intolerants apareixen una sèrie de signes i símptomes, essent els més freqüents l'enrogiment de la pell facial (rubor) per vasodilatació i la congestió nasal. També poden presentar-se dermatitis de tipus urticant, cremor d'estómac, augment de la freqüència cardíaca, palpitacions, taquicàrdia i debilitat muscular. Més excepcionalment poden aparèixer nàusees, vòmits, diarrea, així com dificultat respiratòria amb dispnea, la qual esdevé un problema en persones amb asma. L'única opció preventiva en aquests casos és evitar el consum d'alcohol. Tal com veurem, els fàrmacs interdictors o dissua-

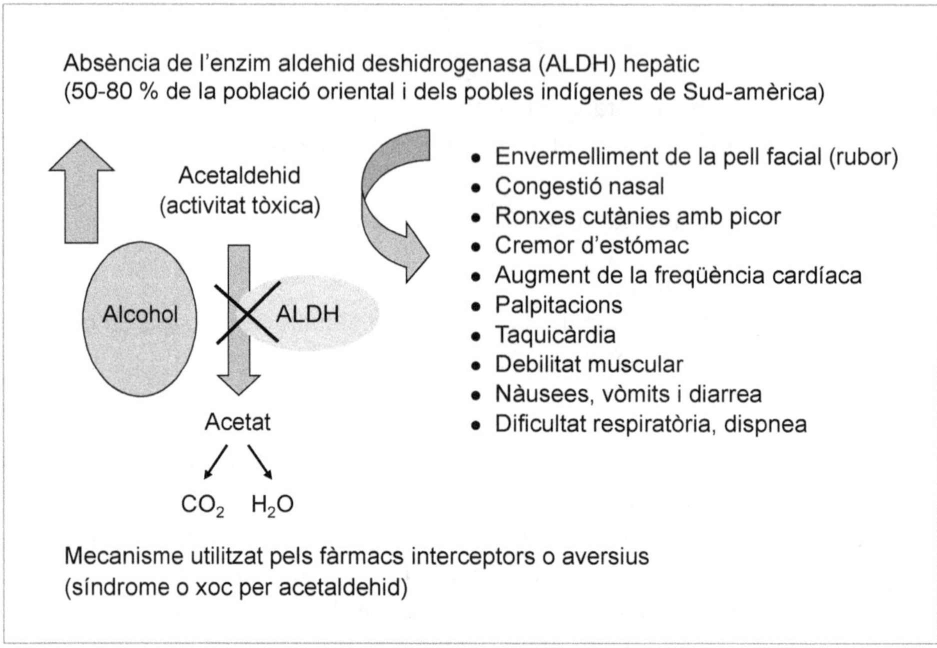

Figura 13. Signes i símptomes del consum d'alcohol en persones amb intolerància per la incapacitat de metabolitzar l'acetaldehid produït a l'estómac en la primera fase de metabolització de l'alcohol.

sius del consum d'alcohol es basen en la inhibició de la metabolització de l'acetaldehid.

Farmacodinàmica

L'alcohol genera dependència i *craving*, tolerància farmacocinètica i farmacodinàmica amb un desenvolupament ràpid dels efectes psicoactius. També presenta tolerància i dependència creuada amb substàncies depressores, com el cànnabis. La sensibilització és evident amb efectes gratificants i locomotors. El quadre d'abstinència física pot ser greu i molt sever; la seva màxima expressió és el *delirium tremens*. Aquest apareix entre les 4 i les 72 hores d'abstinència i es caracteritza per al·lucinacions visuals, deliris, labilitat emocional i estupor, podent-se presentar també tremolors, agitació psicomotriu i convulsions. La intoxicació dosidependent també pot ser greu i cursar amb un quadre confusional, coma i mort. El consum d'alcohol, tant agut com crònic, es combina sovint amb el d'altres substàncies, en un patró de policonsum, entre les quals destaquen la cocaïna i el cànnabis.

Entre les múltiples contraindicacions del consum d'alcohol destaca l'embaràs, a causa del risc de *trastorns de l'espectre alcohòlic fetal* en les criatures. La síndrome alcohòlica fetal (SAF) és la de més gravetat, i es caracteritza per un retard en el creixement prenatal i postnatal, deficiències mentals i psicomotores greus, microcefàlia, alteracions morfològiques principalment facials (petites obertures oculars, pont nasal baix, perfil mitjà facial pla, solc nasolabial llis, llavi superior prim i mandíbula poc desenvolupada) i altres malformacions, especialment cardíaques. Representa la tercera causa de discapacitat intel·lectual greu per malformacions patològiques i la primera causa de discapacitat intel·lectual evitable. Els mecanismes per mitjà dels quals l'alcohol afecta el desenvolupament fetal són:

- Modificació de l'expressió gènica i disminució de la síntesi de proteïnes.
- Alteració de la migració i proliferació neuronal i glial.
- Augment excessiu de la mort cel·lular programada.
- Disminució del flux sanguini de l'artèria umbilical, que produeix hipòxia.
- Modificació dels sistemes hormonals, amb possible retard del creixement.

Els trastorns de l'espectre alcohòlic, inclosos al DSM-5-TR com a trastorns del neurodesenvolupament, impliquen una varietat d'afectacions que poden diagnosticar-se tant amb signes fenotípics com sense ells (un 80-90 % de les persones no presenten signes facials ni de creixement). La variabilitat en la manifestació es deu a l'efecte diferencial, segons el moment evolutiu, de l'alcohol sobre el fetus. No hi ha cap consum segur durant l'embaràs: s'han observat afectacions conductuals amb exposicions prenatals a baixos nivells d'alcohol (habitualment definits entre 1 i 3 grams per setmana).

Efectes adversos. La majoria de persones que desenvolupen malalties relacionades amb l'alcohol han ingerit, com a mínim, una mitjana d'etanol equivalent a 60 g/dia en el cas dels homes i 40 g/dia en el de les dones, durant un període mínim de cinc anys. A continuació, es descriuen breument els quadres clínics amb més incidència, prevalença i interès segons els diferents sistemes afectats.

- ***Sistema nerviós.*** És un sistema especialment vulnerable a la presència d'alcohol, ja que fins i tot en persones consumidores esporàdiques el consum compromet de manera evident les funcions de coordinació visual i motora, juntament amb dèficits de memòria i aprenentatge, així com alteracions de la cognició i la presa de decisions. Aquestes són conseqüència dels canvis metabòlics cel·lulars provocats per l'alcohol, juntament amb modificacions de la circulació cerebral per disminució del flux sanguini. Les disfuncions i possibles danys cerebrals causats pel consum d'alcohol, tant continuat com episòdic (beure compulsivament), tenen un impacte més gran en les dones i en l'adolescència, període en què el SNC es troba en fase de maduració.

El consum crònic s'associa a neurodegeneració, amb alteracions estructurals (anatomopatològiques) que, en les primeres etapes, són funcionals i relacionades amb la desorientació, els trastorns de la memòria i l'alteració de la consciència. Entre les diferents encefalopaties, es distingeixen:

- *Encefalopatia menor,* present en un gran nombre de pacients alcohòlics amb indicadors analítics d'afectació orgànica. Es caracteritza per trastorns del comportament, jovialitat exagerada, capacitat d'autocrítica disminuïda, irritabilitat, recel, sospites, zelotípia i deteriorament de les relacions socials i familiars.
- *Polineuritis alcohòlica,* quadre comú en estadis avançats de neuropatia bilateral i simètrica que afecta generalment primer les extremitats inferiors i després les superiors. Es tracta d'un procés degeneratiu per dèficit vitamínic del complex B. Les persones afectades noten que tenen els peus i les cames adormides i sense agilitat. La deambulació no és segura ni ferma. Es presenten rampes intenses amb dolor als bessons, que poden estendre's fins als peus i no desapareixen quan acaba la contracció muscular. El tacte i la sensibilitat es veuen afectats, amb sensació de cremor, i es produeix un aprimament lent però progressiu de les extremitats inferiors. De vegades hi ha una afectació important de la sensibilitat.
- *Síndrome de Wernicke-Korsakoff.* Comença amb l'encefalopatia de Wernicke per dèficit de vitamina B1 (tiamina), caracteritzada per alteracions oculomotores, atàxia cerebel·losa i estat confusional. Pot evolucionar cap a la síndrome en què es produeix destrucció dels processos de memòria (anterògrada i retrògrada) i, en ocasions, amb fabulacions/confabulacions. Molts estadis

finals de demència alcohòlica poden ser etiquetats erròniament com a demències multiinfart, malaltia d'Alzheimer o Parkinson, si prèviament no s'ha fet una història clínica detallada.

- *Altres encefalopaties minoritàries* són la degeneració cerebel·losa alcohòlica, que clínicament es caracteritza per una atàxia del tronc i les extremitats inferiors, que provoca una marxa inestable amb gran ampliació de la base de sustentació, o la mielinòlisi pontina central i la malaltia de Marchiafava-Bignami, ambdues d'origen desmielinitzant.

Els principals trastorns mentals secundaris al consum d'alcohol són els de l'espectre psicòtic, el trastorn bipolar, els trastorns depressius i d'ansietat. Cal explorar la possibilitat que ens trobem davant una persona amb patologia dual per evitar una atenció exclusiva al trastorn per consum d'alcohol o una consideració merament secundària de la comorbiditat.

- ***Sistema digestiu.*** Els òrgans més vulnerables són el fetge i el pàncrees, on poden desenvolupar-se patologies greus:

  - *Esteatosi hepàtica* (fetge gras), que pot ser simple o microvesicular. La primera és asimptomàtica i es manifesta només per una hepatomegàlia que remet pocs dies després de l'abstinència. La segona implica una afectació funcional, anatòmica i clínica més gran, amb un pronòstic més greu.
  - *Fibrosi hepàtica.* Hepatomegàlia amb manifestacions clíniques més acusades que l'esteatosi, però menys intenses que les de l'hepatitis alcohòlica. El diagnòstic requereix una biòpsia hepàtica i sovint precedeix, en pocs anys, la cirrosi.

- *Hepatitis alcohòlica*, els primers símptomes de la qual són astènia, anorèxia, nàusees i vòmits, i al cap de pocs dies, dolor abdominal, icterícia i febre. Es caracteritza per àrees de necrosi cel·lular amb manifestacions inflamatòries (biòpsia hepàtica), però existeix el risc que sigui asimptomàtica durant molt de temps i es retardi el diagnòstic. El sexe femení és un factor de risc per al seu desenvolupament.
- *Cirrosi*, coneguda com a cirrosi de Laennec o portal. Es produeix el creixement de nòduls que intenten regenerar la destrucció cel·lular però que alteren l'organització funcional hepàtica i obstrueixen les connexions vasculars eferents i aferents. L'abstinència en aquesta fase en retarda l'evolució i pot allargar la supervivència en una mitjana de deu anys. L'avanç de la malaltia condueix a hipertensió portal i varius esofàgiques amb possibilitat d'hemorràgia digestiva.
- *Pancreatitis*, deguda a lesions focals que afecten alguns lòbuls aïllats, conseqüència de taps de proteïnes en els conductes i calcificació d'alguns d'aquests. Es distingeix entre pancreatitis aguda, que es produeix després d'una ingesta d'alcohol amb dolor abdominal, nàusees i vòmits i, en casos greus, hipotensió i fallada renal, i pancreatitis crònica, després d'anys de consum continuat d'alcohol, que acostuma a cursar amb dolor crònic a l'epigastri, pèrdua de pes i insuficiència pancreàtica o endocrina.

Entre altres alteracions cal esmentar que, a l'estómac, l'alcohol destrueix la mucosa gàstrica i pot desenvolupar-se una gastritis atròfica que contribueix a l'anèmia i a la destrucció proteica. Els canvis cel·lulars a l'intestí prim provoquen malabsorció, fet que té un efecte sinèrgic amb la malnutrició de les persones amb TCA. Tot i que un gram d'alcohol aporta 7,1 kcal, són calories buides sense cap valor nutritiu. Les persones alcohòliques presenten afectacions o dèficits especials d'oligoelements (vitamines i minerals), que poden causar diversos trastorns funcionals a les cèl·lules i agreujar-se amb una insuficiència hepàtica. Destaquen els dèficits d'àcid fòlic, vitamines B1, B6 (piridoxina), B3 (niacina o àcid nicotínic), C (àcid ascòrbic), A (retinol), D i K, així com ferro i zinc.

- ***Sistema cardiovascular.*** Els efectes aguts de l'alcohol són la cardioestimulació, amb augment del cabal cardíac, sovint acompanyada de taquicàrdia i arrítmies, i vasodilatació perifèrica. Els efectes crònics impliquen lesions del miocardi que evolucionen cap a una miocardiopatia alcohòlica. Aquesta consisteix en un augment de la mida del cor amb un to muscular flàccid, que requereix més esforç per funcionar correctament, cosa que pot derivar en una insuficiència cardíaca. La miocardiopatia alcohòlica sovint s'associa a dificultats respiratòries, arrítmies cardíaques i edemes a les extremitats inferiors (per retenció de líquids). Les dones són més vulnerables a desenvolupar malalties cardíaques, encara que consumeixin menys que els homes. L'alcoholisme també s'associa a hipertensió arterial, probablement per l'afectació d'altres òrgans que augmenten els nivells sanguinis de cortisol i catecolamines, i a l'arterioesclerosi.

- ***Altres sistemes.*** En persones amb alcoholisme s'observen alteracions hematològiques com l'anèmia per afectació de la sèrie vermella i la trombocitopènia (descens de trombòcits), que compromet la coagulació i facilita les hemorràgies en patologies hepàtiques. Entre les alteracions endocrines, destaca la disminució de la testosterona en homes i alteracions del cicle hormonal reproductiu en dones, que poden produir infertilitat. El risc de fractures òssies en persones alcohòliques és de cinc a deu vegades superior, degut a l'increment d'osteoporosi i necrosi asèptica (pèrdua de flux sanguini als teixits ossis). Finalment, cal esmentar les alteracions dermatològiques, que remeten amb l'abstinència, com ara edema facial, rosàcia (enrogiment de vasos sanguinis a la pell de la cara) i rinofima (nas gran i vermellós). Si hi ha dany hepàtic, apareixen aranyes vasculars cutànies i fotosensibilitat.

Heroïna

El terme *opiaci* fa referència a les substàncies derivades directament de l'opi, mentre que el terme *opioide* inclou també una varietat de substàncies semisintètiques o sintètiques amb un mecanisme d'acció en els receptors del sistema opioide endogen. Actualment existeixen diversos preparats farmacèutics, amb distinta potència farmacològica, la indicació principal dels quals és l'ús analgèsic i anestèsic, amb una utilització molt controlada en l'àmbit hospitalari o per a tractament ambulatori amb recepta especial.

La paraula *opi* deriva del grec *opus*, que significa suc, en referència a la seva obtenció a partir del suc de la rosella real o adormidera *(Papaver somniferum)*. Les primeres referències es remunten al segle III a.n.e., però van ser els àrabs qui en van difondre l'ús a Orient per al tractament de la disenteria (trastorn inflamatori de l'intestí). Després d'un període de desús a causa del seu potencial tòxic, Paracels al segle XVI en va tornar a popularitzar l'ús a Europa mitjançant l'elaboració de la beguda de làudan, que contenia opi barrejat amb altres substàncies amb diversos fins medicinals.

Al segle XVIII es va popularitzar fumar opi, tant a Orient com a Europa, i van aparèixer els primers casos d'ús patològic i dependència, la qual cosa va impulsar, al segle XIX, la recerca de substàncies analgèsiques que no fossin addictives. El 1806 es va aïllar de l'opi la morfina, seguida del descobriment d'altres alcaloides com la codeïna el 1832 i la papaverina el 1848.

El 1874 el químic anglès Alder Wright va sintetitzar l'heroïna, diacetilmorfina o diamorfina, a partir de la morfina, que ja s'utilitzava en medicina. El 1897 l'equip de recerca de la farmacèutica Bayer, liderat pel farmacèutic Heinrich Dreser, va dur a terme assajos clínics amb heroïna com a tractament antitussigen substitutiu de la morfina. Els resultats positius van portar al seu llançament al mercat el 1898 sense necessitat de recepta mèdica, amb la creença que era menys potent que la morfina. Es van desenvolupar diferents presentacions per via oral (pols, xarop, comprimits...) i rectal (supositoris). També es va promocionar com a tractament per a la dependència a la morfina i a l'alcohol. En els primers anys d'ús mèdic, l'heroïna no va representar un problema greu d'addicció, probablement per les dosis baixes que contenien els preparats farmacèutics. A finals del segle XIX, l'ús d'opiacis estava molt estès en la pràctica mèdica.

Tanmateix, a inicis del segle XX, al voltant del 1910, el consum d'heroïna es va popularitzar i es va convertir en un problema de salut pública, especialment als Estats Units. La Conferència sobre l'Opi de la Haia del 1912 va instar els països a un major control sobre l'accés als opiacis, i el 1924 el Congrés dels EUA va prohibir l'heroïna. En els anys posteriors, diversos països van adoptar la mateixa mesura. Bayer va cessar definitivament la producció d'heroïna el 1940. La investigació de noves substàncies va continuar activa i el 1937 es va sintetitzar la metadona, un opioide sintètic.

L'heroïna no va deixar d'utilitzar-se com a droga recreativa i, a la dècada de 1980 i inicis de la de 1990, la mortalitat per sobredosi, l'expansió del VIH/sida entre persones consumidores que utilitzaven la via parenteral i la delinqüència associada van provocar l'anomenada «epidèmia de l'heroïna». En els darrers anys s'ha estès el consum de fentanil, substància sintètica cent vegades més potent que la morfina i amb un alt risc de sobredosi a causa del seu estret marge terapèutic. Els EUA es troben immersos en una nova epidèmia d'opioides amb risc d'expansió a escala mundial. Els trastorns per consum d'opioides continuen essent, avui dia, una de les principals preocupacions sanitàries, pels elevadíssims costos sanitaris, econòmics i socials. El quadre 2 resumeix l'origen i apunts històrics de l'heroïna i altres opioides.

- **Segle** XVIII. Es popularitza fumar opi,* primers casos de dependència.
- **Segle** XIX
  - **1806.** S'aïlla la morfina de l'opi i el 1832 la codeïna.
  - **1874.** Síntesi de l'heroïna a partir de la morfina.
  - **1898.** L'heroïna entra al mercat farmacèutic (Bayer), sense recepta.
- **Segle** XX
  - **1910-1930.** Preparats farmacèutics: analgèsic i anestèsic/antitussigen/antidiarreic.
  - **1924.** Prohibició de l'heroïna pel Congrés dels EUA.
  - **1925-actualitat.** Ús no mèdic.
  - **Dècada del 1980.** Epidèmia d'heroïna.
- **Segle** XXI. Epidèmia d'opioides (fentanil) als EUA. Preparats farmacèutics de diversa potència (analgèsics, anestèsics).

* Cal distingir entre *opiacis*, substàncies derivades de l'opi, i *opioides*, terme que inclou també substàncies sintètiques o semisintètiques.

Quadre 2. Origen i apunts històrics de l'heroïna i altres opioides.

Centrem l'exposició en l'heroïna, ja que és la droga de referència del grup. Tanmateix, amb diferències en potència i aspectes farmacocinètics, les seves principals característiques farmacològiques són extrapolables a la resta d'opioides.

Mecanisme d'acció

Els opioides actuen sobre els receptors del sistema opioide endogen, essent els tres tipus més rellevants: mu (μ), delta (δ) i kappa (κ). Tots tres són metabotròpics. Els opioides endògens (encefalines, endorfines i dinorfines) participen en la regulació de la percepció del dolor al SNC i modulen funcions gastrointestinals, endocrines, vegetatives, així com l'aprenentatge i la memòria. L'activació dels receptors μ es relaciona amb la resposta al dolor i a l'estrès, la motilitat gastrointestinal i la funció respiratòria i immune. A més, són responsables de l'activació del sistema dopaminèrgic de la recompensa. L'activació dels receptors δ, localitzats a l'escorça frontal, al sistema límbic i al tubercle olfactori, produeix analgèsia i sedació, mentre que els κ, localitzats a la medul·la espinal, generen analgèsia espinal, sedació, disfòria i efectes psicoticomimètics.

Hi ha altres dos tipus de receptors: els sigma (σ), relacionats amb efectes psicomimètics, al·lucinacions, disfòria, taquicàrdia, hipertensió arterial, i estimulació vasomotora i respiratòria, i els èpsilon (ε), amb accions menys conegudes.

L'heroïna, igual que l'opi i la morfina però amb major potència, actua principalment sobre els receptors de tipus μ amb una acció agonista química. Això resulta en un agonisme funcional del sistema opioide endogen. Estimula potentment l'activitat dopaminèrgica del sistema

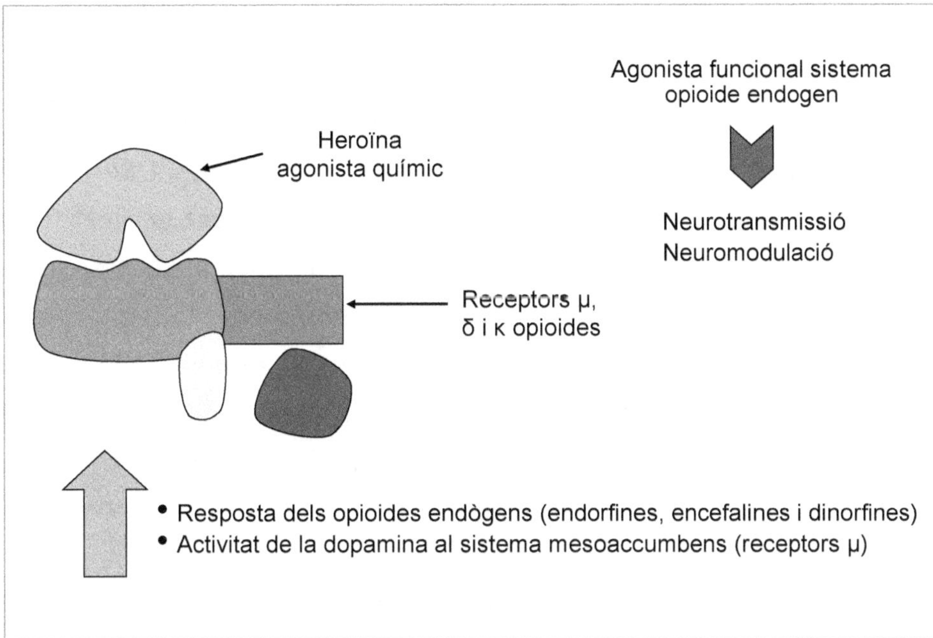

Figura 14. Mecanisme d'acció de l'heroïna i d'altres substàncies opioides, com l'opi o la morfina, algunes de les quals s'utilitzen com a fàrmacs.

de recompensa, on hi ha nombrosos receptors opioides, tot i que de manera indirecta (vegeu la figura 14).

Farmacocinètica

L'heroïna es sintetitza a partir de la morfina per transformar-se després en altres preparats com l'heroïna per fumar (heroïna número 3 o marró) i per injectar (heroïna número 4, clorhidrat d'heroïna o blanca). La seva puresa gira al voltant del 27 % i sol barrejar-se amb lactosa, glucosa o midó.

La via d'administració més habitual és fumada (pipa o cigarret) o per inhalació del vapor de la dosi escalfada en un *chasing the dragon* o xinès (és a dir, sobre paper d'alumini calent), tot i que també s'utilitzen, en menor mesura, les vies intranasal i intravenosa. L'heroïna és un profàrmac o prodroga que es transforma mitjançant desacetilació en 6-monoacetilmorfina (6-MAM) i després en morfina. Els efectes es deuen a la 6-MAM i a la morfina. Tant l'heroïna com la 6-MAM són més liposolubles que la morfina, per la qual cosa, administrada per via parenteral, arriba ràpidament al cervell i en major concentració que la morfina. La distribució de l'heroïna és ràpida i extensa per tots els teixits corporals, amb un temps per assolir la concentració màxima que oscil·la entre un minut (via intravenosa) i quinze minuts (via oral), i una semivida d'entre dues i cinc hores. La biodisponibilitat varia molt

Procés	Característiques
Absorció	• Ràpida i completa. v.o., i.v., v.h. i v.n. • Profàrmac o prodroga
Distribució	• Ràpida i extensa, per tots els teixits corporals • Biodisponibilitat: 90 % fumada, 45-60 % inhalada i < 50 % oral • $T_{máx}$ 1-15 min – $t_{1/2}$: 2-5 h
Metabolisme	• Hepàtic. Heroïna conversió en 6-monoacetilmorfina (6-MAM) i morfina (principi actiu) • Metabòlits inactius de la morfina 3 i 6 glucorònid (M3G, M6G)
Excreció	• Renal (90 %) i resta biliar

Taula 7. Principals característiques de la farmacocinètica de l'heroïna.

segons la via: al voltant del 90 % fumada, entre el 45 i el 60 % inhalada i menys del 50 % per via oral.

Abans de l'eliminació hepàtica, la morfina pateix una glucuronidació per metabolitzar-se en els metabòlits inactius morfina 3-glucurònid (M3G), majoritari, i morfina 6-glucurònid (M6G). L'heroïna i la morfina no es metabolitzen pel citocrom P450 (CYP450), a diferència de la majoria d'opioides, que ho fan pel CYP2D6. L'excreció de M3G i M6G és principalment renal (90 %) i la resta biliar (vegeu la taula 7).

Farmacodinàmica

Els efectes del *consum agut* són diversos i deriven de les accions sobre el SNC, el SNP, el sistema digestiu i l'endocrí. L'heroïna i altres opioides, mitjançant l'acció sobre el SNC, provoquen analgèsia, somnolència, canvis en l'estat d'ànim, embotiment i alentiment motor. L'analgèsia no s'acompanya de pèrdua de consciència. Molt poc després del consum es produeix un *flash* de plaer molt intens, seguit d'una sensació d'eufòria i profunda tranquil·litat que pot durar de dues a tres hores abans d'extingir-se. La majoria d'opioides causen constricció pupil·lar per acció excitadora autònoma del nervi oculomotor.

Els efectes dels opiacis sobre el sistema digestiu són nombrosos. S'observa una disminució de les secrecions intestinals, pancreàtiques i biliars, cosa que retarda la digestió dels aliments en l'intestí prim. A l'intestí gros disminueix l'activitat peristàltica propulsiva que pot desaparèixer i augmenta el to, amb risc de provocar espasmes. Es poden presentar nàusees i vòmits deguts a l'estimulació directa de la zona quimioreceptora de l'èmesi al tronc cerebral. Al sistema respiratori, es produeix depressió respiratòria per reducció de la capacitat de resposta al diòxid de carboni dels centres respiratoris del tronc cerebral. Pel que fa al sistema cardiovascular, els efectes són menys preocupants, i en destaca la hipotensió ortostàtica per vasodilatació perifèrica.

En general, el primer consum és insatisfactori per efectes digestius desagradables i disfòria. En consums posteriors la persona se sent bé, amb un efecte ràpid, al cap de pocs segons de *flash*, també anomenat *lluna de mel*, que es viu amb plaer, eufòria, confiança i efectes ansiolítics i analgèsics. Quan es desenvolupa dependència, la persona consumeix per no trobar-se malament i evitar els símptomes d'abstinència.

El *consum crònic* d'heroïna causa una tolerància i dependència ràpides, més o menys greus segons la dosi i el temps d'administració, i *craving*. Els quadres d'abstinència física són severs, encara que menys que els de l'alcohol, i la intoxicació és perillosa, amb elevada mortalitat per sobredosi. És habitual el policonsum amb altres opioides i psicoestimulants com la cocaïna, per potenciar els efectes gratificants. Està contraindicada en persones amb trastorns mentals i durant l'embaràs, ja que el nadó neix dependent i cal tractar la seva síndrome d'abstinència.

Efectes adversos. L'heroïna, la morfina i altres opioides relacionats produeixen un ampli espectre d'efectes adversos derivats de les seves accions farmacològiques: nàusees i vòmits, somnolència, mareig i inestabilitat, confusió i disfòria. Destaca la depressió respiratòria, que és l'efecte més preocupant, així com la disminució de l'activitat gastrointestinal i estrenyiment, retenció urinària, hipotensió, com també sudoració excessiva, hipertonia muscular o pruïja. També pot observar-se més sensibilitat al dolor un cop passat l'efecte analgèsic i disfuncions sexuals. Algunes persones poden desenvolupar deliri, i hi ha risc d'aparició de trastorns mentals secundaris com psicòtics, depressius, d'ansietat o del son, que requereixen un bon diagnòstic diferencial per descartar una patologia dual.

Segons la via d'administració, poden aparèixer patologies associades: bronquitis crònica (fumada), perforació del septe nasal (nasal) i infeccions com el VIH o l'hepatitis (intravenosa).

L'ús farmacològic d'opioides requereix precaució en persones amb patologies hepàtiques quan s'administren per via oral, ja que augmenta la biodisponibilitat i el risc d'acumulació. Les malalties renals dificulten l'excreció adequada, i qualsevol situació de disminució de la funció respiratòria (com l'emfisema o una obesitat important) requereix també especial vigilància.

Una sobredosi es manifesta amb escuma a la boca, disminució de la freqüència cardíaca amb arrítmies per anòxia o per adulteració de l'heroïna amb substàncies com la quinina, edema pulmonar i depressió respiratòria amb hipòxia, que pot evolucionar cap al coma i el xoc. Poden quedar seqüeles com pneumònia o dany cerebral permanent amb trastorns neurològics. Les causes de sobredosi són múltiples: des d'una intencionalitat suïcida fins a l'accidentalitat per heroïna més pura de l'habitual, la presència d'adulterants, la pèrdua de tolerància prèvia ja adquirida, el consum combinat amb altres drogues o el consum en un entorn inhabitual.

5
Substàncies psicoestimulants. Cocaïna i nicotina

Les substàncies psicoestimulants constitueixen un grup heterogeni quant a mecanismes d'acció, cosa que explica la disparitat en les diferents classificacions, tot i que totes comparteixen propietats reforçadores i, amb el consum crònic, generen dependència amb desenvolupament de tolerància i sensibilització, d'intensitat variable segons la substància.

Es diferencien dos grups segons la potència estimulant: les d'alta potència (cocaïna, amfetamines, metilfenidat) i les de baixa potència (metilxantines). Són substàncies amb interès terapèutic, tot i que el seu consum és majoritàriament com a drogues recreatives. Existeixen preparats farmacèutics amb diverses indicacions, algunes d'elles per a trastorns mentals. Aquí ens centrarem en dues substàncies: la cocaïna com a exemple d'il·legal i la nicotina com a exemple de legal.

Cocaïna

La cocaïna és un alcaloide que s'obté de les fulles de la planta de la coca *(Erythroxylum coca)*, originària de països de l'oest sud-americà com Bolívia, Perú, Colòmbia i l'Equador, on actualment es continua cultivant, així com en altres llocs. El coneixement dels efectes psicoactius i terapèutics de les fulles de coca prové de l'antiguitat; hi ha referències de la regió andina de fa 3000 anys a.n.e. Va ser al segle XVI quan es va introduir a Europa a través d'Espanya. Entre el 1830 i el 2000 se li van reconèixer usos mèdics, fonamentats en la seva acció estimulant sobre el SNC i anestèsica sobre el SNP, existint nombroses preparacions farmacològiques indicades com a reconstituents i anestèsics.

El principi actiu cocaïna va ser aïllat el 1855 per Friedrich Gaedcke, que el va anomenar eritroxilina, i el 1858 Albert Niemann en va fer el mateix i li va donar el nom de cocaïna, fet que en va potenciar la investigació científica. Sigmund Freud va experimentar amb la substància i en va promocionar l'ús terapèutic per a la depressió i el rendiment físic i intel·lectual en un article publicat el 1884. Anys més tard, en constatar-ne els efectes adversos, va abandonar la defensa del seu ús. No obstant això, la seva observació que anestesiava les zones de contacte el va portar a recomanar-la diluïda com a col·liri en intervencions oftalmològiques, fet que va marcar l'inici de l'anestèsia local. L'ús mèdic com a anestèsic està pràcticament en desús, tot i que encara es permet.

Un exemple paradigmàtic és la beguda Coca-Cola®, que en la seva fórmula inicial, creada el 1886 per John S. Pemberton, contenia extractes de fulla de coca en dosis baixes i es venia a les farmàcies com a tònic per a diverses dolències. La fórmula i la marca es van vendre el 1889, donant lloc a la corporació Coca-Cola Company que el 1903 va substituir la cocaïna per cafeïna, quan ja es coneixien evidències dels seus efectes adversos.

El 1912, als Estats Units, es va informar d'un elevat nombre de morts relacionades amb l'ús de cocaïna -cinc mil en un any-, i el 1914 se'n va prohibir l'ús. A l'Estat espanyol, en canvi, no es va il·legalitzar fins al 1944, quan el Codi Penal va incloure els delictes per venda il·lícita, tràfic i consum. L'abandonament del seu ús mèdic, bàsicament com a anestèsic i tòpic, no es va produir fins aproximadament l'any 2000. El quadre 3 resumeix l'origen i els apunts històrics de la cocaïna.

- **Origen natural.** Alcaloide de les fulles de la coca: *Eritroxilon coca.*
- **Antiguitat.** Coneixement dels efectes psicoactius i terapèutics a la regió andina (3000 a.n.e.).
- **Origen del cultiu** als països de l'oest sud-americà (Bolívia, Perú, Colòmbia, Equador,...). Es va expandir a altres països.
- **Segle** xvi. S'introdueix a Europa a través d'Espanya.
- **1855-1858.** Aïllament del principi actiu: cocaïna.
- **1830-2000?** Ús mèdic, preparacions farmacològiques com a revigoritzant i anestèsic en el SNP (encara permès avui dia).
- **1903.** Coca-Cola® retira la cocaïna de la fórmula de la seva beguda i la substitueix per cafeïna.
- **1912.** Alerta per morts als EUA.
- **1914.** Prohibició de l'ús no mèdic als EUA.
- **1944.** Il·legalització a Espanya (en el Codi Penal, delictes per venda, tràfic i consum).

Quadre 3. Origen i apunts històrics de la cocaïna.

Mecanisme d'acció

La cocaïna és un potent agonista funcional monoaminèrgic, que incrementa l'activitat dels sistemes de neurotransmissió dopaminèrgic i noradrenèrgic i, en menor mesura, serotoninèrgic. La seva acció es basa en el bloqueig dels transportadors de membrana responsables de la recaptació del neurotransmissor prèviament alliberat a l'espai sinàptic. Això provoca que el neurotransmissor romangui més temps a l'espai sinàptic abans de ser recuperat, mantenint així la comunicació postsinàptica mitjançant unions als receptors de membrana (vegeu la figura 15).

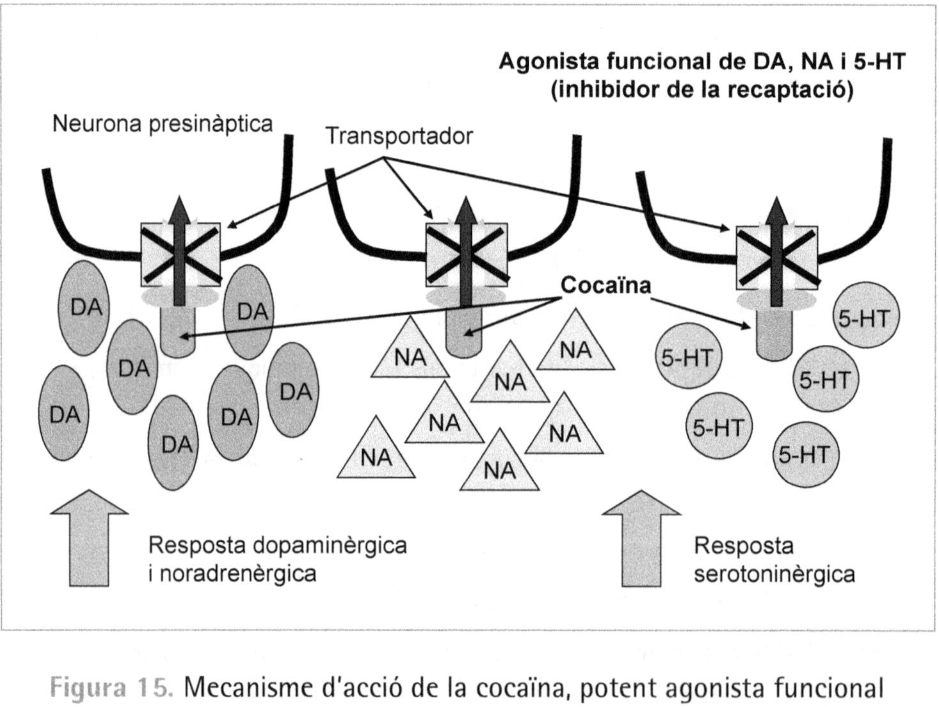

Figura 15. Mecanisme d'acció de la cocaïna, potent agonista funcional monoaminèrgic mitjançant el bloqueig dels transportadors de membrana dels neurotransmissors dopamina (DA), noradrenalina (NA) i, en menor mesura, serotonina (5-HT).

El bloqueig del transportador de dopamina a les neurones de l'ATV i, en conseqüència, l'augment de la transmissió dopaminèrgica, és el responsable dels efectes reforçadors i de l'experiència d'eufòria del consum de cocaïna. Es tracta d'una de les drogues amb més capacitat de reforç: l'activació que exerceix sobre les vies dopaminèrgiques és molt intensa i diferenciada de la que es produeix amb reforçadors naturals com el menjar o el sexe. L'increment de la transmissió de noradrenalina a causa del bloqueig de la recaptació s'associa amb la major part dels efectes farmacològics simpaticomimètics i també amb les complicacions d'una intoxicació aguda. El bloqueig del transportador de serotonina es relaciona amb alteracions gastrointestinals i de la libido, a més d'augmentar notablement el risc de fallada cardíaca.

El mecanisme responsable de l'acció anestèsica local de la cocaïna consisteix a disminuir la permeabilitat de la membrana als ions de Na^+, bloquejant així la conducció nerviosa. Les preparacions farmacèutiques anestèsiques amb cocaïna s'utilitzaven en oftalmologia i per preparar la mucosa nasal en la intubació nasotraqueal. També s'havia aplicat sobre la mucosa bucal en intervencions odontològiques.

Farmacocinètica

L'anomenada pasta de coca s'obté del tractament de les fulles de coca dessecades amb gasolina o querosè, bases alcalines, permanganat potàssic i àcid sulfúric. A partir d'aquesta es preparen tres presentacions diferents de cocaïna per al consum, totes elles biològicament actives però que determinen diferències en la forma d'ús i en les seves característiques farmacocinètiques (vegeu la taula 8). A tall de resum, les presentacions de cocaïna es caracteritzen per:

Presentacions i formes d'administració	Efecte		
	Inici	Màxim	Durada
Clorhidrat de cocaïna - Esnifada - Injectada	 3-5 min Immediat	 15 min 7 min	 20-40 min 10-20 min
Pasta de coca *(crack* o *rock)* - Fumada	 Immediat	 5 min	 5-10 min
Cocaïna base *(free-base, bazuco)* - Fumada en pipa	 Immediat	 5 min	 5-10 min

Taula 8. Presentacions de cocaïna per al consum, formes d'administració i durada dels efectes.

- **Clorhidrat de cocaïna.** És una pols blanca cristal·lina amb gust amarg que s'obté mitjançant el tractament de la pasta de coca amb àcid clorhídric. Es consumeix principalment per via intranasal (esnifada), tot i que també pot injectar-se per via intravenosa. No es pot fumar perquè la calor la destrueix. La durada dels efectes és curta: entre 20 i 40 minuts si s'esnifa i entre 10 i 20 minuts si s'injecta. L'efecte rebot és més intens quan s'utilitza la via intravenosa.

- ***Crack* o *rock.*** Preparació de cocaïna base obtinguda escalfant a 98 °C el clorhidrat de cocaïna amb amoníac en presència de bicarbonat sòdic i aigua, que en refredar-se es solidifica. És un procés senzill i econòmic. El sòlid es trenca en petits trossos (pedres) de 125 a 300 mg, corresponents a una o dues dosis. Normalment es fuma en cigarretes, ja que cal modificar-ne la forma sòlida, i pot barrejar-se amb tabac, cànnabis o PCP, entre altres. El nom provè del so cruixent que es produeix en fumar-lo.

- **Cocaïna base** ***(free-base),*** també anomenada PBC o *bazuco,* és el residu obtingut en convertir la pasta de coca en clorhidrat de cocaïna, molt més tòxic i el consum continuat del qual comporta riscos importants per a la salut. Té forma sòlida i, per tant, també s'ha de consumir fumada, generalment amb pipes d'aigua casolanes i barrejada amb tabac o marihuana. Per consumir-la, cal extreure el clorhidrat afegint-hi èter com a dissolvent i escalfar amb un bufador de propà a alta temperatura (800 °C). El seu ús es concentra principalment en zones marginals dels països productors i el consum a Europa és gairebé inexistent.

L'absorció de la cocaïna és ràpida i completa per les diferents vies d'administració utilitzades (oral, nasal, inhalada i intravenosa). Per via oral es consumeixen les fulles de coca, mastegades o en infusió, que contenen una concentració molt reduïda de cocaïna (entre l'1 i l'1,5 %) en comparació amb les tres preparacions descrites, que són les que s'utilitzen amb finalitats recreatives. La concentració del clorhidrat de cocaïna oscil·la entre el 12 i el 75 %, la del *crack* entre el 40 i el 85 %, i la de la cocaïna base entre el 30 i el 80 %.

La distribució és ràpida i extensa pels teixits corporals, amb una biodisponibilitat molt condicionada per la via d'administració: del 30-40 % per via oral i nasal i del 70-80 % si es fuma o s'inhalen els seus vapors. La concentració plasmàtica màxima s'assoleix en uns 10 segons si es fuma, entre 5 i 10 minuts si s'esnifa i al voltant de 60 minuts per via oral (fulles de coca). Tot i que es descriuen aspectes farmacocinètics del consum de fulles de coca, aquest no representa un problema de dependència. La semivida es situa entre una i tres hores.

El metabolisme de la cocaïna és ràpid i cap dels seus metabòlits és actiu, tot i que tendeixen a acumular-se al teixit gras, des d'on es van alliberant lentament. Hi ha dues vies principals metabòliques: la plasmàtica i l'hepàtica, que assumeixen aproximadament el 45 % cadascuna del procés metabòlic. De la via plasmàtica s'origina l'ecgonina metilèster i, de l'hepàtica, la benzoilecgonina, ambdues transformades posteriorment en ecgonina. El metabòlit benzoilecgonina apareix a l'orina fins almenys tres o quatre dies després d'un consum moderat i per això és el marcador que s'utilitza per detectar consum recent en àmbits assistencials. També pot detectar-se a la saliva, el cabell o la suor.

L'administració conjunta de cocaïna i alcohol genera un metabòlit anomenat cocaetilè o etilcocaïna, que és més tòxic que els metabòlits generats pel consum de les dues drogues per separat. L'alcohol indueix l'activació de l'enzim carboxilesterasa, que converteix la cocaïna en cocaetilè. Aquest metabòlit afavoreix l'aparició de problemes cardiovasculars i hepàtics, i s'ha estimat que el consum simultani pot incrementar fins a 18 vegades el risc de mort sobtada per cocaïna. El cocaetilè pot detectar-se en mostres d'orina, saliva, cabell i suor. L'excreció de la cocaïna és bàsicament renal, i entre l'1 i el 5 % apareix a l'orina sense modificar. Aquesta excreció es torna més lenta en persones consumidores habituals. A la taula 9 es resumeixen les principals característiques farmacocinètiques de la cocaïna.

Farmacodinàmica

El consum de cocaïna produeix un patró d'efectes que es defineix com a intoxicacions cícliques, associades als episodis de consum, amb forma

Procés	Característiques
Absorció	• Ràpida i completa. Por v.o., v.n., v.h., i.v.
Distribució	• Ràpida i extensa, per tots els teixits corporals • Biodisponibilitat segons via d'administració: 30-40 % (v.o., v.n.), 70-80 % (v.h.) • $T_{máx}$ 10 sec-60 min – $t_{1/2}$: 1-3 h
Metabolisme	• Ràpid, metabòlits inactius. Plasmàtic (45 %, ecgonina metil-èster) i hepàtic (45 %, benzoilecgonina*) i ecgonina • Combinada amb alcohol, sorgeix un metabòlit càrdio i hepatotòxic: la etilcocaïna o cocaetilè
Excreció	• Renal, 1-5 % sense metabolitzar

*Detecció en orina 72-96 h, monitorització d'abstinència en àmbit assistencial.

Taula 9. Principals característiques de la farmacocinètica de la cocaïna.

de «v» invertida de branques desiguals. Després del consum s'assoleix ràpidament i de forma intensa el pic d'efectes, seguit d'una baixada també ràpida però més paulatina, determinada pel procés d'eliminació. A més, encara que el consum sigui continuat, solen existir períodes de temps considerables sense consumir (dies). És freqüent el patró setmanal, amb excessos de consum durant el cap de setmana i absència entre setmana. Això dificulta que la persona consumidora prengui consciència del problema, ja que pensa que controla perfectament la seva conducta. Es desenvolupa dependència i *craving*, amb tolerància ràpida als efectes psicoactius i sensibilització als efectes gratificants i locomotors.

La cocaïna pot combinar-se amb heroïna *(speedball)* per potenciar els efectes gratificants i evitar l'efecte rebot *(crash)* de disfòria, irritabilitat i alteracions gastrointestinals que són freqüents amb el consum exclusiu de cocaïna. La combinació es pot consumir per via intranasal (esnifada), fumada o intravenosa. És una pràctica arriscada, ja que els efectes de l'heroïna queden emmascarats fins que desapareixen els de la cocaïna, i això pot retardar la detecció d'una sobredosi. El consum combinat amb alcohol no només comporta el risc del metabòlit cocaetilè, sinó que els efectes de la cocaïna també emmascaren els de l'alcohol, i si la persona continua bevent pot arribar a un coma etílic quan cessen els efectes de la cocaïna.

Entre les principals contraindicacions del consum de cocaïna hi ha l'embaràs, especialment en el cas de consumidores de *crack* o cocaïna base, ja que posa en risc tant la mare com el fetus. Entre les complicacions obstètriques hi ha un risc augmentat d'avortament espontani, despreniment de placenta i ruptura prematura de membranes. En el fetus pot produir-se retard del creixement intrauterí i malformacions congènites, mentre que en el nadó hi ha risc d'infart cerebral, síndrome de mort sobtada del lactant (fins al 15 %) i alteracions neurològiques i conductuals durant el desenvolupament. La presència d'un diagnòstic de trastorn mental, especialment del grup psicòtic, és una altra contraindicació clara per abstenir-se de consumir cocaïna.

El *consum agut* produeix uns efectes derivats de l'estimulació potent del SNC per l'acció dopaminèrgica i noradrenèrgica. Aquest efecte varia segons la dosi, la via, l'entorn i les expectatives del consumidor.

Amb dosis baixes o moderades, es produeix un augment del to vital i de la sensació d'energia, disminució de la gana (anorèxia) i de la necessitat de dormir, amb hiperactivitat verbal, ideatòria i motora. Això s'acompanya d'una sensació d'increment del rendiment físic i intel·lectual i de disminució de la fatiga. També poden augmentar la percepció interior *(insight)*, l'autoestima i els plaers en estat d'alerta, amb més consciència de les sensacions sexuals, auditives, tàctils i visuals. Aquests efectes s'assemblen als que relaten les persones consumidores d'amfetamines, tot i que amb una durada menor en el cas de la cocaïna. Després, és habitual experimentar un període anomenat *crash* o efecte rebot, amb aparició de cansament, disfòria i desig de tornar a consumir cocaïna *(craving)*, que pot durar diverses hores i la intensitat del qual es relaciona amb la rapidesa dels efectes aguts. També són freqüents l'ansietat i la irritabilitat.

El consum de cocaïna també produeix efectes no plaents, provocats per l'activació del sistema nerviós vegetatiu (SNV) simpàtic, especialment del sistema cardiovascular. Aquests efectes estan relacionats amb l'increment de la noradrenalina, dosi-dependents, i inclouen vasoconstricció perifèrica, taquicàrdia, augment de la contractilitat cardíaca, hipertensió, midriasi, tremolors i sudoració. També es produeix un increment de la temperatura corporal per alteració directa del control tèrmic hipotalàmic (regulat per la dopamina), la vasoconstricció perifèrica i l'augment de l'activitat física.

El consum agut de dosis altes o en persones amb vulnerabilitat pot desencadenar un quadre característic d'intoxicació amb alteració de la capacitat crítica i discriminativa, reaccions paranoides, incoherència verbal, il·lusions i al·lucinacions auditives, tàctils i visuals, moviments estereotipats i bruxisme. També es produeix una hiperactivitat cardiovascular, amb nàusees que poden acompanyar-se de vòmits, hipertèrmia i dolor toràcic. En casos extrems es pot arribar al col·lapse, convulsions, coma i fins i tot aturada respiratòria i mort.

Efectes adversos. Amb el *consum crònic* poden aparèixer nombroses complicacions mèdiques, tot i que, com ja s'ha esmentat, algunes poden produir-se amb consums aguts i, fins i tot, esporàdics. En destaquen les següents:

- ***Sistema cardiovascular.*** La toxicitat cardiovascular és la principal causa de patologia i mortalitat associada al consum de cocaïna. Les afeccions van des de les més lleus (hipertensió, palpitacions, arrítmies, miocarditis) fins a les més greus, com cardiopaties, isquèmia miocàrdica o infart agut de miocardi. El risc d'infart es multiplica per 24 durant el consum, sense que sigui dependent de la dosi, la via ni la freqüència.

- ***Sistema nerviós.*** La cocaïna genera molts símptomes neurològics inespecífics com cefalea intensa, tremolors, vertigen, visió borrosa i atàxia. Són freqüents les alteracions de la memòria, dificultats de concentració i de les funcions frontals. Aquests efectes estan relacionats amb la quantitat, freqüència i durada del consum, i poden ser reversibles o no, segons si són funcionals o lesius (neuronal o vascular). En aquest sentit, s'ha evidenciat destrucció de dendrites i disminució de la densitat de les seves espines a les cèl·lules piramidals corticals, cosa que es relaciona amb una menor plasticitat cerebral. No són rars quadres més greus com crisis convulsives, dèficits neurològics focals transitoris, accidents cerebrovasculars, edema cerebral, encefalopatia tòxica i atròfia cerebral. Entre els accidents cerebrovasculars destaquen per incidència l'ictus, freqüent en persones joves, i l'hemorràgia subaracnoidal. El consum de *crack* és el més associat a complicacions greus. Tot i que la cocaïna pot augmentar inicialment l'excitació sexual, el consum continuat provoca disminució del desig sexual, problemes d'erecció i ejaculació en homes, arribant a causar impotència i infertilitat.

Els trastorns mentals associats al consum agut i, en major mesura, a la dependència de la cocaïna inclouen els psicòtics (la psicosi paranoide és present en el 75 % dels casos d'intoxicació), depressius, bipolar, d'ansietat, trastorns de la personalitat (especialment antisocial), trastorn per dèficit d'atenció i hiperactivitat (TDAH) i trastorns del control dels impulsos. Com passa amb altres drogues, si són secundaris al consum, poden remetre si aquest cessa. Si són primaris i es tracta d'una patologia dual, és vital tractar també el trastorn mental i no només el de consum per millorar la resposta terapèutica i la prevenció de recaigudes. El tractament amb antipsicòtics en pacients consumidors actius de cocaïna és més complex, ja que disminueix la seva eficàcia i es multiplica per quatre el risc d'efectes secundaris extrapiramidals (distonia aguda i discinèsia tardana). També cal avaluar la coexistència d'un altre TCS, ja que les dades existents indiquen que prop del 75 % dels pacients compleixen també criteris diagnòstics d'un TCA.

- ***Altres sistemes.*** Al sistema digestiu són freqüents l'anorèxia, les nàusees, els vòmits i la diarrea. Tot i que poc habitual, pot haver-hi úlceres gastroduodenals amb risc de perforació i colitis isquèmica. A nivell hepàtic hi ha risc de toxicitat, deguda a alguns metabòlits de la cocaïna que són radicals lliures, inclòs el cocaetilè.

Hi ha alteracions degudes a la via d'administració i també al tipus de presentació de la cocaïna que es consumeixi. L'ús de la via inhalada pot provocar múltiples i greus problemes respiratoris. Entre els més lleus hi trobem la tos crònica i l'agreujament de l'asma. El pulmó de *crack* és una patologia pulmonar de tipus isquèmic en què hi ha dolor toràcic, tos amb esput i pot anar acompanyada d'hemoptisi o eliminació de sang. També poden desenvolupar-se pneumotòrax, edema pulmonar i hemorràgia pulmonar. En casos excepcionals, en la seva majoria per administració intravenosa, es pot produir una aturada respiratòria. L'administració de clorhidrat de cocaïna esnifada produeix inflamació i úlceres a la mucosa nasal que, amb el consum crònic, solen derivar en necrosi i perforació del septe nasal. Finalment, com passa amb altres drogues, l'ús de la via intravenosa s'associa al risc de transmissió del VIH/sida, hepatitis, infeccions cutànies i bacterianes per compartir xeringues contaminades. També s'ha descrit hepatitis en consumidors per via nasal que comparteixen el cilindre d'inhalació.

Nicotina

La nicotina és un alcaloide que s'extreu de les fulles de *Nicotiana tabacum*, una planta originària de l'altiplà andí, amb efectes psicoactius i terapèutics coneguts des de l'antiguitat. La seva expansió per Sud-amèrica i Amèrica Central es remunta a l'antiguitat, entre el 2500 i el 3000 a.n.e., amb finalitats cerimonials i medicinals (com a purgant nasal).

La planta del tabac es va introduir a Europa des d'Amèrica pels espanyols al segle XVI (any 1559), on primer es va posar de moda com a planta ornamental i, poc després, amb usos medicinals i lúdics. Ja aleshores es van crear les primeres indústries a Espanya, que rebien les fulles d'Amèrica per tractar-les, país que va gaudir del monopoli a Europa fins al 1986 amb l'entrada a la Unió Europea. Les zones de conreu idònies són les tropicals, tot i que s'ha estès a molts altres països amb condicions de temperatura d'entre 18 i 28 graus. L'OMS alerta no només dels problemes derivats del consum, sinó també del fet que el conreu del tabac provoca danys ambientals com la contaminació de l'aigua, la degradació del sòl i la desforestació. A finals del segle XVII, les fulles de la planta es van començar a utilitzar com a insecticida i a mitjan segle XX la nicotina formava part de molts productes plaguicides. La seva producció no era rendible econòmicament i comportava riscos per als mamífers, per la qual cosa des del 2014 no hi ha cap producte amb nicotina per a aquests usos.

No va ser fins al 1828 que el metge alemany Wilhelm Heinrich Posselt va aïllar el principi actiu nicotina de la planta, i el 1893 Adolf Pinner i Richard Wolffenstein en van descobrir la fórmula estructural. La forma més freqüent de consum de nicotina és fumada, ja sigui amb cigarretes manufacturades, tabac de liar, cigarros o pipa. Per a això, les fulles de tabac s'exposen a l'aire i a la calor juntament amb substàncies aromatitzants, després es trossegen, es piquen i s'assequen per preparar les diferents presentacions. L'expansió de les manufactureres de tabac es va produir entre el 1870 i el 1890, i el consum es va estendre massivament a escala mundial, especialment a partir de la segona dècada del segle XX.

Tot i que des del 1920 existien indicis dels efectes nocius del consum de tabac, va ser durant la dècada de 1950 que es van publicar estudis científics epidemiològics rigorosos amb evidències irrefutables. Això ha impulsat l'establiment de legislació sobre el seu ús, tot i ser una substància legal, amb mesures que varien segons el país (alertes en els productes, espais amb prohibició de consum, etc.). El quadre 4 resumeix l'origen i apunts històrics de la nicotina.

En els darrers anys ha sorgit el consum amb cigarretes electròniques i altres sistemes electrònics de dispensació de nicotina *(vaporejadors),*

- **Origen natural.** Alcaloide de les fulles de la planta *Nicotiana tabacum*, originària de l'altiplà andí.
- **Antiguitat.** Coneixement dels efectes psicoactius i terapèutics (2500-3000 a.n.e.).
- **Segle** XVI **(1559).** Espanya la introdueix a Europa, amb les primeres manufactureres (un monopoli que es manté fins al 1986).
- **1828.** Aïllament del principi actiu: nicotina.
- **1870-1880.** Expansió mundial de les manufactureres de tabac i del seu consum.
- **1893.** Es descobreix la fórmula estructural de la nicotina.
- **1920-1960.** Descripció dels efectes nocius, estudis científics epidemiològics amb evidències irrefutables durant la dècada de 1950.
- **1970-actualitat.** Legislació sobre el seu ús.
- **Segle** XXI. Es difonen altres formes de consum de nicotina: cigarretes electròniques, vapejadors, *snus*.

Quadre 4. Origen i apunts històrics de la nicotina.

conegut com a *vaporeig*. La promoció d'aquestes formes alternatives s'ha basat en el fet que serien menys perjudicials per a la salut, però contenen substàncies tòxiques i carcinògenes de les quals se'n coneixen efectes similars als de les cigarretes convencionals, i d'altres encara en estudi, tant si contenen nicotina com si no. Més recentment s'ha popularitzat el consum d'*snus*, conegut com a tabac sense fum, que no s'ha de confondre amb el tabac de mastegar, actualment molt en desús. També se l'anomena *snus* suec, ja que la companyia líder mundial de producció és Swedish Match, d'Estocolm. L'*snus* és una barreja de tabac picat, aigua i sal, que pot contenir aromatitzants com essència de roses o regalèssia. Es presenta solt o en bossetes, i s'aplica sota el llavi superior durant uns 30 minuts per a l'absorció per via bucal. És una alternativa que s'ha de considerar com a reducció de danys, tot i que no està exempta d'efectes adversos en els teixits bucals i altres zones de contacte, incloent-hi risc de càncer. Tot i això, aquest apartat se centrarà en el consum de nicotina fumada en forma de cigarretes manufacturades.

Mecanisme d'acció

El principal mecanisme d'acció de la nicotina és l'agonisme químic sobre els receptors nicotínics del neurotransmissor acetilcolina, que comporta un agonisme funcional de la transmissió colinèrgica.

El receptor nicotínic, de tipus ionotròpic, està format per cinc subunitats al voltant d'un canal central que, en activar-se, permet l'entrada d'ions Na^+ a l'interior cel·lular. Hi ha diferents tipus de receptors nicotínics, diferenciats per les subunitats que els constitueixen. S'han caracteritzat un total de 12 subunitats, de l'$\alpha 2$ a l'$\alpha 10$ i de la $\beta 2$ a la $\beta 4$. Al SNC predominen els receptors nicotínics heteromèrics del subtipus $\alpha 4 \beta 2$ (tres subunitats $\beta 2$ i dues $\alpha 4$, amb algunes variants), que solen estar localitzats presinàpticament en neurones d'altres sistemes de neurotransmissió. Aquests receptors es troben als nuclis del tronc, amígdala, tàlam i escorça cerebral, i la seva activació modula l'activitat dels sistemes dopaminèrgic (responsable de l'efecte reforçador), noradrenèrgic, serotoninèrgic i glutamatèrgic. En tots els casos, l'acció de la nicotina implica un agonisme funcional o potenciació de l'alliberament dels diversos neurotransmissors, cosa que globalment produeix una estimulació de l'activitat central (vegeu la figura 16). Cal destacar la

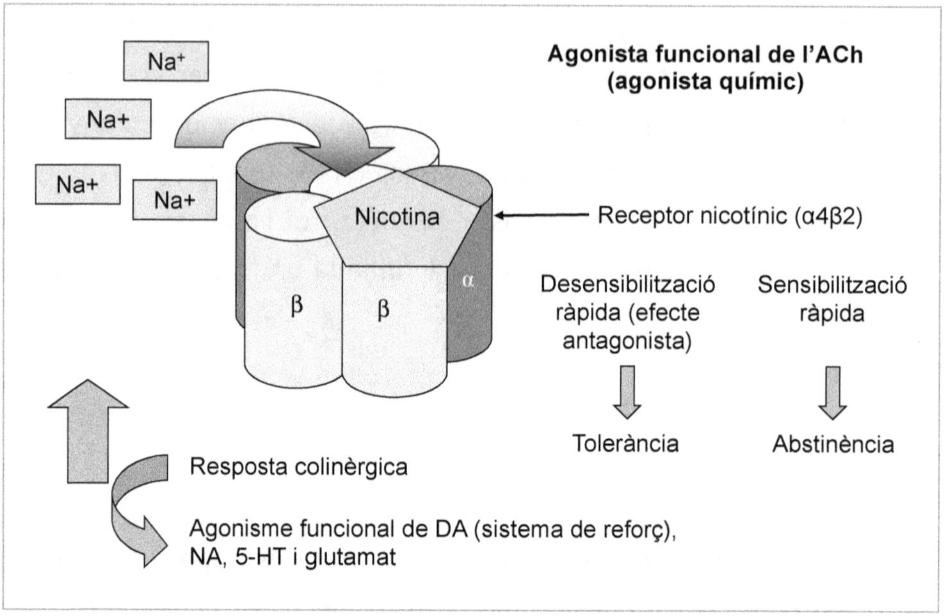

Figura 16. Mecanisme d'acció de la nicotina, agonista químic dels receptors nicotínics de l'acetilcolina (ACh) i, en conseqüència, agonista funcional colinèrgic. Les accions al SNC es deuen principalment a l'activació dels receptors nicotínics del subtipus α4β2. DA: dopamina; NA: noradrenalina; 5-HT: serotonina.

rapidesa amb què els receptors nicotínics es desensibilitzen davant la presència continuada de nicotina, fet que es relaciona amb el desenvolupament de tolerància, i es sensibilitzen amb la seva absència, motiu pel qual apareix la síndrome d'abstinència.

Hi ha altres dos tipus de receptors nicotínics: els homomèrics, formats íntegrament per subunitats α7, expressats en el SNP i de manera minoritària en el SNC, i els heteromèrics α3β4 (amb predominança de subunitats α3 i almenys una β4), també expressats al SNP. Entre les accions de la nicotina sobre aquests receptors cal destacar la modificació de l'activitat de la glàndula suprarenal, que resulta en un increment de la producció de diverses hormones (adrenocorticotròpica, cortisol, hormona del creixement, prolactina i vasopressina) i els seus efectes simpaticomimètics, especialment a nivell cardiovascular.

El consum crònic de nicotina fa que els sistemes neuronals sobre els quals actua s'adaptin a la seva presència i disminueixin la seva activitat endògena de manera dosi-dependent (com més gran és el consum, més gran és la hipofunció). Per això, l'arribada de nicotina en una persona fumadora crònica només restableix l'activitat a nivells com els previs a l'inici del consum –en el millor dels casos– i, si la dependència és elevada, el consum només millora parcialment l'activitat, però no l'equipara a la que existia abans de començar a fumar.

Farmacocinètica

El fum del tabac fumat és un aerosol constituït per una fase gasosa i una fase sòlida o de partícules. S'han aïllat més de 4.000 components del fum del tabac, uns 400-500 es troben a la fase gasosa i la resta, a la de partícules. Els més importants de la fase gasosa són el monòxid de carboni (CO), el diòxid de carboni, l'òxid de nitrogen, l'amoníac, diverses nitrosamines volàtils, formaldehid i cetones. Entre els components de la fase de partícules destaquen la nicotina, el benzopirè i el quitrà (residu sec sense la nicotina, que conté els principals carcinògens). Totes aquestes substàncies s'inhalen en fumar.

La nicotina és el principal alcaloide del tabac i el determinant de la dependència. Durant la combustió, se'n destrueix un 35 %, un altre 35 % va a parar al fum ambiental, mentre que només un 22 % s'inhala a través del corrent principal i el 8 % restant queda retingut a la mateixa cigarreta. Així, una cigarreta sol contenir entre 10 i 20 mg de nicotina, dels quals una persona fumadora mitjana n'ingereix entre 1 i 2 mg. La nicotina també es pot administrar per altres vies, com l'oral, bucal, transdèrmica i nasal, principalment utilitzades en preparats farmacèutics per al tractament de l'abstinència com a teràpia substitutiva.

La nicotina circula pel plasma majoritàriament en forma lliure, amb només un 10 % unit a proteïnes plasmàtiques, cosa que facilita el seu transport i rapidesa d'acció en diferents sistemes. El pic màxim plasmàtic ($T_{màx}$) s'assoleix abans dels deu minuts de fumar una cigarreta, tot i que, en penetrar per via alveolar, arriba al cervell en 6-8 segons i tendeix a acumular-se a la medul·la suprarenal, als ronyons i a la placenta. La seva semivida és d'entre trenta minuts i dues hores en persones fumadores, encara que pot ser present a l'organisme durant sis o vuit hores. En no fumadores, la semivida s'allarga fins a unes quatre hores.

El metabolisme de la nicotina és bàsicament hepàtic, mitjançant el sistema del citocrom P-450, i de forma més secundària a nivell pulmonar. Del seu metabolisme s'originen uns quinze metabòlits inactius, tot i que els més importants són la cotinina –en què es transforma el 50 % de la nicotina biodisponible mitjançant el CYP2A6– i la nicotina 1'-N-òxid. S'ha evidenciat que les persones amb una variant del gen que expressa l'enzim CYP2A6 poden deixar la dependència amb més facilitat i presenten menor risc de desenvolupar càncer de pulmó. A nivell encefàlic, una part de la nicotina es transforma en metabòlits intermedis que poden ser neurotòxics. Entre aquests destaca la nornicotina, amb una activitat que reforça els efectes de la nicotina i estimula el sistema locomotor.

Cal esmentar entre els altres components del fum del tabac el monòxid de carboni (CO), que al torrent sanguini s'uneix a l'hemoglobina (Hb) i dona lloc a la carboxihemoglobina (COHb). L'afinitat del CO per l'Hb és unes 270 vegades superior a la de l'oxigen, fet que explica la disminució de l'oxigen plasmàtic i el seu transport als teixits en persones fumadores. Els efectes tòxics del CO a l'organisme es deuen a la hipòxia, però també a lesions directes en els teixits. La detecció del CO a l'aire expirat (cooximetria) és una mesura biològica objectiva del nivell de dependència; es mesura en partícules per milió (ppm) i el punt de tall entre persona fumadora i no fumadora s'estableix en 10 ppm. Hi ha una relació lineal entre CO i COHb, dada que també proporciona la cooximetria.

L'eliminació dels metabòlits i d'una fracció de nicotina que no es metabolitza (entre el 5 i el 10 %) es produeix principalment per via renal, tot i que també s'excreta per la saliva i la suor. Les principals característiques farmacocinètiques de la nicotina es resumeixen a la taula 10.

Procés	Característiques
Absorció	• Per v.h. (més habitual), v.o., v.b., v.t. i v.n. • El pH del fum determina l'absorció a la cavitat oral
Distribució	• Ràpida i extensa, per tots els teixits corporals • 10 % unió a proteïnes plasmàtiques • $T_{màx}$ < 10 min – $t_{1/2}$: 1-2 h (fumadors)
Metabolisme	• Hepàtic (CYP2A6) principal i pulmonar • SNC metabolisme intermedi: nornicotina • Metabòlits inactius: cotinina (conversió 50 % de la nicotina) i nicotina 1'-N-òxid
Excreció	• Renal majoritària (varia segons pH de l'orina), saliva i suor • 5-10 % nicotina sense modificar

Taula 10. Principals característiques de la farmacocinètica de la nicotina.

Farmacodinàmica

El consum de nicotina produeix una dependència alta i *craving*, amb tolerància als efectes psicoactius i sensibilització als efectes gratificants ràpids degut a les característiques funcionals dels receptors nicotínics predominants al SNC. La intoxicació és molt poc freqüent, ja que en percebre els primers símptomes desagradables, la persona pot interrompre'n l'administració i evitar així que el quadre progressi. Tanmateix, sí que és possible una intoxicació per ingestió de quantitats elevades de nicotina o per la manipulació de fulles verdes de tabac en persones treballadores de la indústria tabaquera. La intoxicació es caracteritza habitualment per nàusees, vòmits, dolor abdominal i muscular, mareig, cefalea, dispnea, augment de la pressió arterial i alteracions del ritme cardíac, així com irritabilitat o agitació. La dosi letal en una persona adulta s'estima entre 40 i 60 mg en una única administració per via oral.

El *consum de nicotina*, especialment si es fuma, està contraindicat durant l'embaràs. S'ha descrit un augment del risc d'avortament espontani, part prematur i placenta prèvia, així com d'embaràs ectòpic. Molts components del fum del tabac provoquen hipòxia intrauterina, que pot tenir conseqüències negatives en el desenvolupament del sistema nerviós. El nadó neix amb un pes mitjà d'uns 250 g menys, fet que contribueix, juntament amb altres factors, al risc de mortalitat perinatal. Així mateix, hi ha un risc incrementat de malformacions bucals i del sistema cardiovascular. En dones embarassades fumadores passives, els riscos i efectes nocius sobre el fetus són similars. No obstant això, en el cas de fumadores amb alta dependència, el personal mèdic haurà de valorar si pot ser més beneficiós permetre que continuïn fumant, amb la màxima reducció possible, malgrat tots els riscos esmentats. Igualment, està contraindicat fumar si es pateixen malalties cròniques del sistema respiratori, com ara la malaltia pulmonar obstructiva crònica (MPOC).

El consum agut de nicotina, un cop superades les primeres experiències negatives que pot provocar la via de fumar, presenta efectes positius derivats de la seva acció psicoestimulant colinèrgica, amb influència en diversos sistemes de neurotransmissió. Entre els seus efectes destaquen la millora de l'atenció, la disminució del temps de reacció, l'estimulació de la capacitat d'aprenentatge i memòria, així com beneficis sobre l'estat d'ànim. Aquestes propietats atribuïdes a la nicotina han motivat assaigs clínics amb preparats farmacològics segurs (via oral, bucal, transdèrmica) per a possibles tractaments de situacions que se'n podrien beneficiar, com les pèrdues cognitives associades a l'envelliment o malalties neurodegeneratives com l'Alzheimer o el Parkinson. No obstant això, no s'han obtingut resultats prou eficaços com per aprovar un tractament farmacològic basat en nicotina com a principi actiu.

El *consum crònic* de tabac es troba en primer lloc entre les drogues que provoquen més dany físic i en segon lloc, després de l'heroïna, entre les que generen més costos sanitaris associats al tractament, segons el criteri de perillositat de David Nutt. L'augment de risc en la persona fumadora es tradueix en més probabilitat de patir alguna de les complicacions que es descriuran a continuació i, en conseqüència, de morir abans que una persona no fumadora. Aquest risc és proporcional a la intensitat i la durada del consum, i es manifesta en qualsevol grup d'edat. El risc es manté fins i tot en fumadors de cigarretes *light* o de poca quantitat diària, així com en fumadors passius.

Efectes adversos. Per entendre les conseqüències del consum de tabac cal esmentar, més enllà del que s'ha descrit en farmacocinètica, els múltiples components perjudicials que conté el fum del tabac, i no pas la nicotina. Aquests són de tres tipus: els agents irritants, els carcinògens i els radicals lliures. Els *agents irritants* es troben tant en la fase gasosa com en la de partícules del fum; els més importants són els fenols, àcids orgànics, benzoquinona, acroleïna, formaldehid, peròxid d'hidrogen, àcid cianhídric i amoníac. Tots irriten la mucosa de les vies respiratòries i altres àrees corporals, a més d'aturar el moviment dels cilis a la mucosa bronquial i, conseqüentment, el mecanisme de defensa del sistema respiratori davant partícules estranyes.

Els *carcinògens* inclouen el quitrà i un gran nombre d'altres substàncies contingudes en la fase de partícules. Es tracta de diversos metalls i elements radioactius que interfereixen en els processos de reparació de l'ADN. Es poden esmentar el cadmi (Cd), beril·li (Be), arsènic (As), níquel (Ni), crom (Cr) i poloni (Po-210). Encara que cap d'ells és responsable únic de l'efecte carcinogen, la seva acció conjunta sobre les cèl·lules s'afegeix a les alteracions enzimàtiques i la depressió immunitària que presenten les persones fumadores, i finalment interactuen amb cocarcinògens (factors genètics, alcohol, contaminants ambientals, etc.).

Els *radicals lliures,* responsables de l'estrès oxidatiu a l'organisme, es troben en quantitats elevades tant en la fase gasosa com en la de partícules del fum. Quan el fum arriba als alvèols pulmonars, es produeixen més radicals lliures, com l'anió superòxid i el radical hidroxil, altament tòxics per als teixits humans. Les seves principals accions tenen lloc als pulmons, al sistema circulatori, a les vies de la carcinogènesi i al SNC. En les persones fumadores, l'equilibri oxidant-antioxidant es trenca, amb una presència excessiva d'elements oxidants que alteren el funcionament i poden arribar a provocar la mort cel·lular.

A continuació, es resumeixen els principals trastorns associats al consum de tabac segons els sistemes afectats:

- ***Sistema cardiovascular.*** Les malalties cardiovasculars representen la principal causa de mort específica atribuïble al tabaquisme, tot i que el risc relatiu de patir malaltia coronària o cerebrovascular és inferior al d'altres causes. Així, el tabac és un dels principals factors de risc modificables per a la malaltia coronària, estimant-se que el risc de patir-la és unes tres vegades superior en persones fumadores respecte a les no fumadores. En el cas de les dones, aquest risc augmenta considerablement si fan tractament amb anticonceptius hormonals. Pel que fa als accidents vasculars cerebrals (infart cerebral, hemorràgia cerebral i hemorràgia subaracnoidal), també s'observa un risc incrementat, amb una clara relació dosi-resposta. El risc d'hemorràgia subaracnoidal es multiplica per deu quan es tracta d'una dona que pren anticonceptius hormonals.

  S'ha evidenciat una associació clara entre la malaltia arterial perifèrica i el consum de tabac, el qual n'és el principal factor de risc. En estadis avançats, pot arribar a ser greu i comportar gangrena. Les dades disponibles també assenyalen més risc de danys en el sistema cardiovascular associats al consum de cigarretes electròniques.

  Els dos components més directament implicats en l'afectació del sistema cardiovascular són la nicotina i el CO. Ambdós produeixen alteracions que afavoreixen la lesió vascular arterioscleròtica, que pot evolucionar cap a trombosi, isquèmia miocàrdica i, conseqüentment, cap a complicacions coronàries i vasculars, des d'arrítmies fins a la possibilitat de mort sobtada.

- ***Sistema respiratori.*** Les alteracions dels processos inflamatoris i immunològics del pulmó i de la funció mucociliar són les més responsables del desenvolupament de totes les complicacions inicials com la tos, l'expectoració, la dispnea i la insuficiència respiratòria, així com d'altres patologies respiratòries que poden donar-se. Totes tenen com a base l'estrès oxidatiu potent que pateixen els teixits del sistema respiratori, tot i que hi ha també factors genètics individuals que no poden ser obviats. El procés inflamatori pot derivar en destrucció del teixit pulmonar i les alteracions immunològiques augmenten la susceptibilitat a infeccions al pulmó i neoplàsies, com s'ha observat també en persones fumadores de cigarretes electròniques.

  Els irritants i radicals lliures estan estretament relacionats amb el desenvolupament de la principal patologia respiratòria: la MPOC. El risc de patir-la es multiplica per deu en persones fumadores, especialment a partir dels 45 anys. Altres patologies respiratòries associades a l'exposició al fum del tabac són l'emfisema, la bronquitis crònica o l'asma, la faringitis-laringitis crònica, la disfonia i els pòlips de cordes vocals. A més, el deteriorament de la funció respiratòria que acompanya l'envelliment és molt més acusat en les persones fumadores, en relació amb la durada i intensitat de l'hàbit.

  La mortalitat per càncer ocupa la segona posició entre la població fumadora, després de la cardiovascular, i la major part es deu al càncer de pulmó. El risc de patir aquest càncer pot arribar a ser 25 vegades superior en consums de més de 25 cigarretes diàries. Tot i que afecta més els homes, l'increment de dones fumadores fa que les estadístiques augmentin també en el sexe femení.

- ***Sistema nerviós.*** Hi ha evidència que l'hipocamp (implicat en l'aprenentatge cognitiu i la memòria) és una estructura molt vulnerable a obtenir efectes inicials positius de la presència de nicotina, així com a desenvolupar neuroadaptacions que provoquen disfuncions en la seva absència. També s'ha observat una reducció de la plasticitat sinàptica i de la neurogènesi, en especial a l'hipocamp. L'escorça prefrontal, la ínsula, el tàlem i el cerebel són altres estructures diana afectades. La ínsula intervé en la necessitat de fumar i en el manteniment de la dependència.

  Les tècniques de neuroimatge evidencien canvis d'activitat, tant del consum agut com del crònic de la nicotina, al sistema dopaminèrgic de recompensa, així com de la modulació complexa sobre altres sistemes de neurotransmissió de l'agonisme colinèrgic. Deixar de fumar, amb un període de recuperació que depèn de la història individual de consum, millora les funcions cognitives alterades, especialment l'atenció selectiva i sostinguda i la memòria de treball.

  L'activació dels receptors nicotínics sembla interferir en la producció d'estrès oxidatiu, juntament amb presència d'altres compostos del fum del tabac, destacant la producció excessiva d'òxid nítric (NO), tant en el SNC com en el perifèric. L'NO s'ha perfilat en les darreres dècades com el responsable principal de la neurodegeneració, independentment de la causa que l'origini. El CO s'ha relacionat amb la possibilitat de desmielinització reversible del SNC i risc d'accidents cerebrovasculars.

Quant als trastorns mentals, destaca la comorbiditat amb la depressió. Les persones amb depressió tenen més propensió a fumar i, alhora, deixar de fumar pot desencadenar un episodi depressiu, essent les dones més vulnerables a aquesta associació. Això sustenta la teoria de la implicació colinèrgica en la depressió, que suggereix l'efecte regulador de l'estat d'ànim de l'agonisme colinèrgic de la nicotina, i que un subgrup de persones fumadores la fa servir com a automedicació. La base biològica comuna en la comorbiditat de la dependència a la nicotina i la depressió fa èmfasi en la necessitat de tractament especialitzat en aquests pacients, i és aconsellable introduir farmacoteràpia per millorar l'èxit del tractament i evitar recaigudes.

També hi ha una associació significativa entre fumar i els trastorns de l'espectre psicòtic, ja que fumar pot disminuir els efectes adversos cognitius i motors del tractament antipsicòtic.

A més, hi ha una prevalença elevada d'addicció a altres substàncies (alcohol, cànnabis, cocaïna, etc.) en persones fumadores. En aquests casos, tradicionalment es creia que el tractament de la dependència a la nicotina s'havia de posposar fins assolir l'abstinència i remissió inicial de les altres substàncies. Els darrers anys s'ha fet èmfasi en que fumar és una addicció amb possibles conseqüències devastadores i no un mal menor respecte a altres drogues; per això, avui dia es promouen programes que aborden el consum de nicotina de manera simultània, amb resultats positius.

- ***Altres sistemes.*** Al sistema digestiu hi ha risc de desenvolupar nombrosos trastorns. Els components del fum del tabac dificulten l'absorció i utilització del complex vitamínic B i interactuen amb altres vitamines (C, A, etc.) i nutrients inorgànics (Fe, Zn, Cu, etc.). Les persones fumadores són més propenses a patir problemes bucals com gingivitis, pigmentació de les genives, retard en la cicatrització, mal funcionament dels implants dentals i càncer oral. També poden aparèixer complicacions digestives com estomatitis, gastritis, úlcera pèptica i recidives ulceroses. En relació amb el risc de càncer, a més del de pulmó amb més incidència, també n'hi ha pel d'esòfag, bufeta, pàncrees i colorectal.

Els efectes sobre el sistema endocrí es donen en ambdós sexes, però són especialment destacables en dones fumadores, en què es pot avançar la menopausa, augmenta el risc d'osteoporosi i de fractura de maluc. La nicotina és la responsable de la disminució dels nivells d'estrògens i progesterona, i de l'increment de l'hormona fol·liculoestimulant que es detecta en dones fumadores. El tabac també augmenta el risc de càncer de mama i elimina l'efecte protector de la lactància materna. En l'home, fumar redueix la qualitat de l'esperma, en pot danyar l'ADN i és un factor de risc d'infertilitat. En ambdós sexes, la taxa metabòlica basal està augmentada, i la seva recuperació amb l'abstinència explica l'augment de pes temut per les persones que es plantegen deixar de fumar. Aquest efecte es pot controlar amb mesures dietètiques i tractaments farmacològics per a la deshabituació tabàquica.

6
Substàncies psicodislèptiques. LSD, MDMA i cànnabis

Encara avui dia no hi ha unanimitat sobre quina denominació és la més adequada per a aquest grup de substàncies. Tot i que s'ha optat per la denominació de *psicodislèptiques*, també s'utilitzen altres termes per referir-s'hi, com al·lucinògenes, psicodèliques, psicotomimètiques, psicògenes, substàncies visionàries o enteògens. Totes provoquen canvis perceptius, especialment visuals, que poden anar des de distorsions i il·lusions fins a al·lucinacions veritables. Les il·lusions consisteixen en una percepció falsa d'una imatge existent i real, mentre que les al·lucinacions són percepcions sense que hi hagi cap objecte real extern. Les persones a qui el consum de psicodislèptics els produeix al·lucinacions són conscients que aquestes es deuen a la substància consumida. És a dir, mantenen el sentit de la realitat, a diferència del que passa amb les persones amb psicosi quan tenen al·lucinacions.

El grup de les substàncies psicodislèptiques inclou un gran nombre i heterogeneïtat tant de mecanismes d'acció com d'efectes. Això es deu, en part, al fet que algunes provenen de plantes amb diversos principis actius –com ara la psilocibina– entre els quals no sempre ha estat fàcil aïllar el responsable dels efectes. Més recentment, la dificultat radica a mantenir actualitzada la classificació amb les NSP que s'hi poden incloure. La classificació més utilitzada té en compte la similitud de l'estructura química de les substàncies amb la dels neurotransmissors i es complementa amb les seves característiques fisicoquímiques. A la taula 11 es presenta la classificació amb tres categories de substàncies psicodislèptiques: la primera és la de les indolalquilamines/indolamines, amb estructura química similar a la

Substàncies psicodislèptiques	
Indolalquilamines/ indolamines (similitud amb 5-HT)	• Derivats de l'àcid lisèrgic (ergina, isoergina) i LSD • Triptamines substituïdes: – Psilocibina, psilocina – Dimetriptamina (DMT), bufotenina i derivats – Harmina i derivats – Ibogaïna
Feniletilamines (similitud amb catecolamines)	• Mescalina, elemicina i miristicina • Metoxiamfetamines: 2-CB, PMA, TMA, *bromo-dragon-fly* • Metilendioxiamfetamines: MDMA, MDA, MDE, metilona. Drogues de síntesi (entactògenes)
Altres	• Anestèsics dissociatius: PCP, ketamina, esketamina • Derivats opioides: dextrometorfan • Anticolinèrgics: atropina, escopolamina • Cannabinoides naturals (THC) i sintètics

Taula 11. Classificació de les principals substàncies psicodislèptiques, basada en la similitud de la seva estructura química amb neurotransmissors juntament amb altres característiques fisicoquímiques.

de la 5-HT; la segona, la de les feniletilamines, inclou substàncies amb estructura similar a les catecolamines, i la tercera engloba altres substàncies, des d'anestèsics dissociatius fins a cannabinoides naturals i sintètics. Pel que fa als anestèsics dissociatius, cal esmentar l'esketamina (Spravato®), un isòmer de la ketamina, amb indicació aprovada per al tractament del trastorn depressiu resistent a dos o més antidepressius, en combinació amb un primer inhibidor selectiu de la recaptació de serotonina (ISRS) o de noradrenalina (IRSN). S'autoadministra per via intranasal amb un esprai dues vegades per setmana durant un màxim de quatre setmanes, amb supervisió clínica i en un entorn controlat durant les dues hores posteriors a l'administració.

La classificació inclou substàncies que, si es consumeixen a les dosis recreatives habituals, no produeixen canvis perceptius significatius ni al·lucinacions. Aquestes només es donen amb dosis elevades o en persones vulnerables. Alguns autors no les consideren dins del grup i d'altres introdueixen la precisió que tenen un perfil mixt, amb possibilitat de produir efectes al·lucinògens, però no són habituals amb el seu consum. Aquestes substàncies són les metilendioximetanfetamines (MDMA, MDA, MDE, metilona), derivades de les amfetamines, i els cannabinoides tant naturals com sintètics. Moltes d'aquestes són NSP, conegudes genèricament en el mercat com a drogues emergents, tot i que també es fan servir altres termes la popularitat dels quals varia amb el temps, com drogues de disseny *(designer drugs)*, euforitzants legals *(legal highs)*, herbes euforitzants *(herbal highs)*, sals de bany *(bath salts)* o substàncies químiques de recerca *(research chemicals)*.

En aquest apartat es tractarà l'LSD, com a droga de referència entre els al·lucinògens clàssics, juntament amb la droga de síntesi

MDMA, amb perfil mixt on predominen els efectes entactògens o empatògens, i el cànnabis, també amb perfil mixt però amb predomini dels efectes depressors.

LSD

L'LSD (sigles en alemany de *Lysergsäure-Diethylamid*, dietilamida de l'àcid lisèrgic), també conegut com a lisèrgida o LSD-25 –que fa referència al número d'ordre de les substàncies sintetitzades per Albert Hofmann, vinculat als laboratoris farmacèutics Sandoz de Basilea (Suïssa)–. La síntesi de l'LSD es va fer el 1938 a partir de les amides de l'àcid lisèrgic, amb l'objectiu de trobar un estimulant respiratori i un promotor de les contraccions uterines. L'LSD és una substància semisintètica derivada de l'àcid lisèrgic, present en el fong del sègol banyut *(Claviceps purpurea)*, que conté diversos alcaloides ergotínics com l'ergina i l'ergonovina. Els resultats preclínics de l'LSD no van ser positius per als fins mèdics buscats, i es va abandonar la investigació. Cinc anys després, el 1943, Hofmann va reprendre els estudis i va descobrir-ne els efectes per casualitat, en absorbir involuntàriament una petita dosi per via cutània.

Després del descobriment de l'LSD, les expectatives sobre les seves possibilitats terapèutiques en trastorns mentals, especialment psicòtics, van ser molt elevades. Es pensava que la seva administració podia permetre un accés ràpid a la consciència oculta de la persona i facilitar-ne la reconnexió. L'LSD es va comercialitzar el 1948 com a *Delysid*®, indicant-se per a ús psicoterapèutic i per a estudis experimentals en psicosi. Es suggerien dos tipus de dosis: baixes o psicolítiques i altes o psicodèliques. També es va estudiar la seva utilitat terapèutica en el TCA i com a analgèsic. Tanmateix, la dificultat de maneig de les dosis, les limitacions metodològiques dels assaigs clínics i el fet que alguns pacients empitjoressin van impedir-ne la consolidació terapèutica. El 1966 se'n va prohibir l'ús per les evidències epidemiològiques del seu mal ús amb finalitats recreatives. Actualment, com ja hem vist, l'LSD forma part de la llista I del Conveni de substàncies psicotròpiques de 1971, que inclou substàncies molt perilloses per a la salut pública i amb poc o nul valor terapèutic. Al quadre 5 es resumeix l'origen i apunts històrics de l'LSD.

- **1938.** Síntesi per Albert Hofmann a partir de les amides de l'àcid lisèrgic (laboratori Sandoz a Basilea).
- **1943.** Descripció dels efectes, quan Hofmann va reprendre la investigació i va fer una absorció cutània involuntària. Substància de les més potents conegudes, dosificació en micrograms (µg).
- **1947-1966.** Ús amb finalitats terapèutiques: facilitació de l'insight, especialment per a trastorns psicòtics.
- **1966.** Prohibició del seu ús, cal abandonar la investigació. El **1971,** s'inclou en la Llista I del Conveni sobre substàncies psicòtropes.
- **1967-1979.** Ús no mèdic, moviment hippy i psicodèlic.
- **1980-actualitat.** Ús no mèdic minoritari per l'auge dels opiacis, tot i que popular en la cultura rave. Es reprèn la investigació clínica farmacològica, especialment a partir del 2007.
- **Segle** XXI. S'autoritza en diverses clíniques de Suïssa com a teràpia compassiva amb supervisió estricta (depressió i ansietat).

Quadre 5. Origen i apunts històrics de l'LSD.

Malgrat la il·legalització, el consum recreatiu d'LSD va créixer a les dècades de 1960 i 1970 amb el moviment *hippy* i la psicodèlia. Posteriorment, va perdre popularitat amb l'auge dels opioides i, des dels anys 1980, s'associa sobretot a la cultura *rave*. L'interès per l'ús terapèutic va reaparèixer a mitjan anys noranta, especialment a partir del 2007. Hi ha dades positives sobre la seva eficàcia en el trastorn depressiu major resistent, el trastorn d'estrès posttraumàtic resistent, l'ansietat i els TCS. Calen més assaigs clínics que aportin evidència pràctica i resultats sobre la seguretat a mitjà i llarg termini. A Suïssa, diverses clíniques tenen permís per administrar LSD en casos de depressió i ansietat, sota supervisió estricta i com a teràpia compassiva. Un risc actual és que la difusió mediàtica de la seva eficàcia, encara limitada, fomenti l'automedicació en persones amb aquests trastorns, però que no compleixen els criteris estrictes de selecció ni les condicions d'administració adequades. Mostra de l'interès i la situació actual d'aquesta recerca és la publicació, el 2023, per part de la FDA de la *Guia preliminar per a assaigs clínics amb medicaments psicodèlics*, centrada en els al·lucinògens clàssics, on s'estableix clarament que tots estan encara en fase experimental clínica, a l'espera de dades suficients per aprovar-ne l'ús com a medicaments.

Mecanisme d'acció

El mecanisme d'acció principal de l'LSD és la seva acció sobre el sistema de transmissió serotoninèrgic, amb diana en diversos receptors. Presenta activitat agonista parcial dels receptors $5\text{-}HT_{2A}$ i $5\text{-}HT_{2B}$, i agonista dels receptors $5\text{-}HT_{1A}$ i $5\text{-}HT_{2C}$, actuant tant a nivell presinàptic com postsinàptic. Els efectes al·lucinògens s'atribueixen especialment a l'acció sobre els receptors $5\text{-}HT_{2A}$, essent l'LSD la substància que mostra més afinitat i potència entre els al·lucinògens clàssics. Aquests efectes semblen estar relacionats amb l'activació d'aquests receptors a l'escorça cerebral, fet que produeix una alliberació significativa de glutamat a les zones corticals, especialment a l'escorça frontal, així com un increment de l'activitat del tàlem i les seves connexions amb l'escorça sensoriomotora i l'escorça cingulada límbica. També es produeixen efectes sobre l'activitat gabaèrgica cortical, relacionats amb la inhibició de l'activitat de vies piramidals específiques. Tot plegat dona lloc a una reducció de la comunicació entre regions cerebrals associatives i un augment de la interacció entre xarxes sensitives i motores, provocant un desequilibri funcional a diversos nivells que distorsiona la integració cerebral.

Els efectes entactògens de l'LSD i d'altres substàncies psicodislèptiques semblen deure's en gran part a l'agonisme sobre els receptors $5\text{-}HT_{1A}$ localitzats al *locus coeruleus* i a l'escorça, així com als nuclis del rafe com a autoreceptors. Les implicacions funcionals de l'acció sobre altres receptors serotoninèrgics com els $5\text{-}HT_6$ i $5\text{-}HT_7$ encara no estan ben definides.

A diferència d'altres al·lucinògens clàssics, l'LSD presenta activitat agonista funcional dopaminèrgica, amb acció agonista parcial sobre els receptors D2 i agonista, tot i que amb poca afinitat, sobre els receptors D1 i D4. També mostra afinitat pel receptor $\alpha 1$ adrenèrgic, la qual cosa explica els seus efectes sobre l'activitat del sistema nerviós vegetatiu de tipus simpaticomimètic. A la figura 17 es recullen els principals mecanismes d'acció de l'LSD relacionats amb els seus efectes psicodislèptics i addictius.

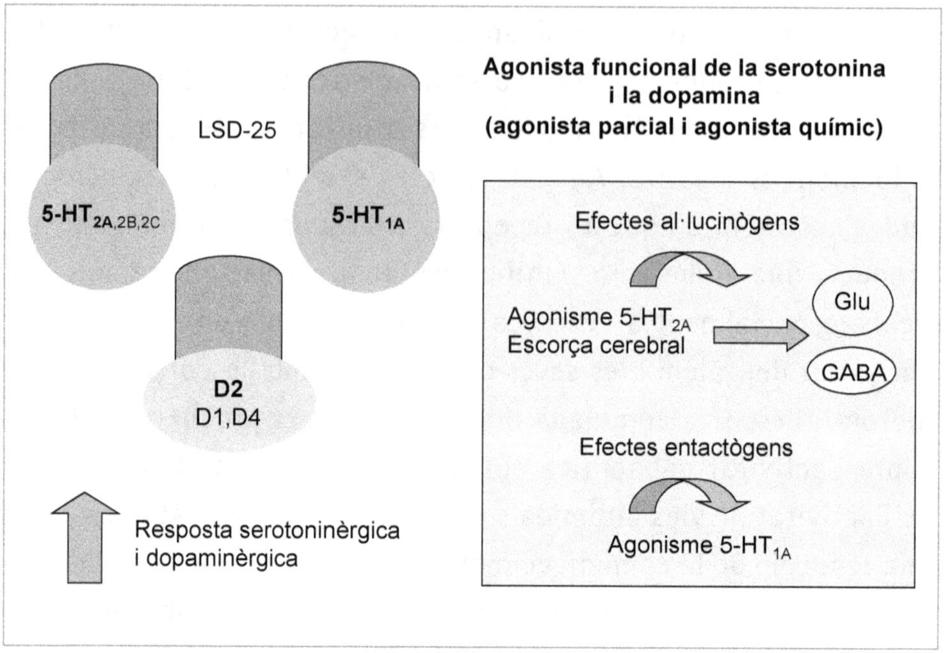

Figura 17. Principals mecanismes d'acció de l'LSD sobre els sistemes de neurotransmissió serotoninèrgic i dopaminèrgic, relacionats amb els seus efectes psicodislèptics i addictius.

Estudis recents han observat que l'LSD mostra activitat antiinflamatòria i immunomoduladora *in vitro*, mitjançant la regulació de diverses citocines. També se li atribueix la capacitat de participar en la neuroplasticitat, concretament en la formació de noves sinapsis i dendrites. Tot això reforça la recerca sobre el seu possible ús en trastorns mentals com la depressió, l'ansietat i el trastorn per estrès posttraumàtic. En pacients amb malalties terminals ja s'han desenvolupat assaigs clínics on l'administració d'LSD ha millorat la simptomatologia ansiosa i depressiva, a més d'ajudar a acceptar les emocions generades per la situació. A més, les dades de seguretat a dotze mesos de seguiment són positives.

Farmacocinètica

L'LSD és una substància cristal·lina, incolora, inodora i insípida en estat pur. A causa de la seva elevada potència, es mesura en micrograms (µg), considerant-se dosis actives al·lucinògenes que provoquen una alteració profunda de la consciència aquelles superiors als 30 µg. Habitualment es consumeixen entre 50 i 150 µg, tot i que no és estrany el consum de dosis més altes de fins a 500 µg o fins i tot 1.650 µg. Recentment, en l'àmbit de la recerca amb assaigs clínics, ha sorgit el concepte de «microdosificació», utilitzant-se com a tals els 20 µg, i també s'ha experimentat amb minidosis entre 21 i 30 µg. Les expectatives clíniques de la microdosificació han disminuït en observar-se efectes secundaris no sostenibles per a les indicacions estudiades.

La via més habitual d'administració de l'LSD és l'oral, tot i que també es poden utilitzar les vies intravenosa, intramuscular i ocular. Es presenta en diverses formes, les més comunes són els papers absorbents (tripi) decorats amb motius atractius o comprimits petits anomenats micropunts. També pot presentar-se en càpsules, pastilles, tires de gelatina i en solució, que s'empapa en paper absorbent.

L'LSD s'absorbeix de forma ràpida i completa, amb una biodisponibilitat d'un 70 % aproximadament, superior si s'ingereix amb l'estómac buit. Aquesta s'assoleix entre 15 i 45 minuts després de l'administració. La distribució és extensa per tots els teixits corporals. La seva semivida d'eliminació oscil·la entre dues i cinc hores, tot i que els efectes poden durar entre vuit i dotze hores o fins i tot durant dies, depenent de la dosi, la tolerància, el pes i l'edat de la persona.

La metabolització és hepàtica, per diferents vies com la hidroxilació i la conjugació amb àcid glucurònic. També s'ha observat la implicació de l'isoenzim CYP2D6. Les persones amb dèficit d'aquest isoenzim són metabolitzadores lentes, la qual cosa incrementa la semivida d'eliminació fins a set hores i augmenta les concentracions plasmàtiques de l'LSD i dels seus metabòlits en un 75 %. Això comporta una durada més llarga dels efectes i més intensitat en alguns d'ells, com l'ansietat. L'excreció és principalment renal i, en menor mesura, biliar; un 1 % de la dosi absorbida s'excreta per l'orina sense metabolitzar. El principal metabòlit és el 2-oxo-3-hidroxi-LSD, que pot detectar-se en orina amb mètodes d'anàlisi sensibles durant 24 hores. Les característiques farmacocinètiques principals de l'LSD es resumeixen a la taula 12.

Procés	Característiques
Absorció	• Ràpida i completa. Per v.o. (més habitual, el menjar la retarda), i.v., i.m. i v.oc. • Dosis al·lucinògenes > 30 µg, habituals 50-150 µg, dosis molt superiors segures (per ex. 1.650 µg)
Distribució	• Extensa, per tots els teixits corporals • Biodisponibilitat: 70 %. • $T_{màx}$: 15-45 min – $t_{1/2}$: 2-5 h • Durada efectes: 10-12 h, fins i tot dies
Metabolisme	• Hepàtic intens per diverses vies: hidroxilació, desmetilació, CYP2D6 (metabolitzadors lents) • Metabòlit principal: 2-oxo-3-hidroxi-LSD (detecció en orina 24 h)
Excreció	• Renal (majoritària) i biliar. 1 % sense metabolitzar

Taula 12. Principals característiques de la farmacocinètica de l'LSD.

Farmacodinàmica

L'LSD genera una dependència baixa i interrompre'n el consum no provoca síndrome d'abstinència (dependència física) ni desig immediat de tornar a consumir *(craving)*. S'hi desenvolupa una tolerància ràpida i intensa, com en altres al·lucinògens clàssics, essent gairebé total si es consumeix de manera continuada durant tres o quatre dies. Aquesta tolerància afecta els efectes perceptius i psíquics, però no els somàtics. Al cap d'entre quatre i set dies sense consumir, la tolerància es revoca completament. Aquest és el període recomanat entre administracions per obtenir l'experiència al·lucinògena desitjada. L'LSD pot desencadenar un ús abusiu i un trastorn per consum, predominant la dependència psicològica. No es coneix cap dosi mortal, tot i que s'han registrat morts associades al consum per conductes autolesives involuntàries de la persona sota els efectes de la substància.

Les principals contraindicacions del consum d'LSD són l'existència de trastorns mentals i l'embaràs. En el primer cas, és especialment rellevant per als trastorns de l'espectre psicòtic, però també s'hauria d'evitar en casos d'ansietat o depressió. Pel que fa a l'embaràs, temps enrere es va formular la hipòtesi que l'LSD podia provocar alteracions cromosòmiques i, en conseqüència, malformacions en el fetus. Tot i que no hi ha dades concloents que la confirmin, tampoc n'hi ha que la refutin, per la qual cosa la contraindicació es manté per precaució.

Amb una única dosi s'inicia l'experiència al·lucinògena coneguda com a *viatge (trip)*, amb una durada de diverses hores i de la qual no es pot «baixar» encara que resulti desagradable *(mal viatge)*. El terme *viatge* fa referència a la sensació de traslladar-se a un altre lloc, espai o temps. Els efectes apareixen entre 30 i 90 minuts després de la ingesta, tenen el seu màxim entre les tres i les sis hores, i després disminueixen, tot i que poden durar entre vuit i dotze hores. En acabar el viatge, la persona se sent fatigada i amb necessitat de descansar. L'experiència es recorda de manera clara i precisa.

Un viatge amb LSD pot dividir-se en quatre fases, de durada variable (vegeu la figura 18), i en què progressivament es manifesten efectes somàtics, perceptius i psíquics. Les fases són:

1. ***Pujada.*** S'inicia entre els 30 i 90 minuts després del consum amb un conjunt de canvis somàtics, que poden no ser agradables, i al voltant de l'hora comencen a viure's efectes perceptius fins i tot amb els ulls tancats.
2. ***Altiplà.*** Transcorregudes unes dues hores del consum, els efectes perceptius s'intensifiquen i progressen amb l'aparició de visions i, fins i tot, al·lucinacions, especialment visuals.
3. ***Punt àlgid.*** El temps sembla aturar-se i es viu una mena de translació a un altre món. Aquesta experiència pot ser positiva i descrita com a mística o, per contra, provocar temor i por.
4. ***Davallada o baixada.*** Suposa la disminució dels efectes perceptius i psíquics, sol iniciar-se cap a les sis hores del consum i pot prolongar-se fins a les vuit o fins i tot dotze hores.

Els primers efectes que apareixen després del consum d'LSD són els somàtics. La persona nota sensació de mareig i debilitat, juntament amb un tremolor lleu, nàusees i inquietud. També es presenten parestèsies, tensió muscular i hiperreflèxia. Es produeixen canvis en el control simpàtic del SNV com l'augment de la temperatura corporal,

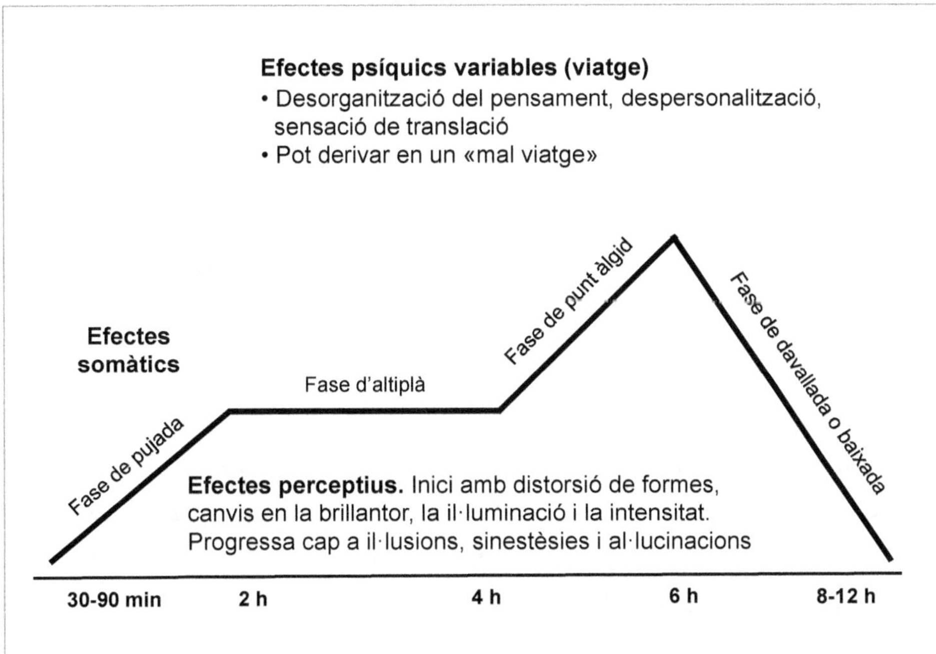

Figura 18. Fases i efectes principals del consum d'una dosi activa al·lucinògena d'LSD.

dilatació intensa de la pupil·la (midriasi), visió borrosa, sequedat de boca, taquicàrdia i augment de la pressió arterial. Un altre efecte no menor és la producció d'hiperglucèmia rellevant.

Els efectes sobre les percepcions apareixen aproximadament una hora després del consum. S'inicien amb la distorsió de les formes, canvis en la brillantor, intensificació de la llum i dels colors. Els objectes poden aparèixer envoltats d'halos o amb colors de l'arc de Sant Martí i es confonen les distàncies. Amb el temps, augmenta l'agudesa auditiva i canvia la percepció del temps, amb la sensació que passa més de pressa. També augmenta la consciència sobre els òrgans interns i es distorsiona la imatge corporal, amb la visió de mans i peus engrandits.

Es presenten il·lusions, sobretot visuals i auditives, tot i que també poden ser tàctils i olfactives. Hi ha la sensació de fusió dels sentits (veure sons, sentir colors), coneguda com a sinestèsia, i poden aparèixer al·lucinacions veritables.

A partir de les dues hores del consum, apareixen els efectes psíquics. Costa expressar el pensament, aquest es desorganitza i hi ha una dificultat real per concentrar-se, amb la vivència que s'està somiant. Es tendeix a fixar l'atenció en estímuls concrets i hi ha dificultat per canviar-la; es produeixen canvis en el llindar emocional i una major suggestió, que pot fer atorgar un simbolisme a qualsevol objecte o situació simples. Durant el viatge apareix labilitat emocional, amb canvis des de l'eufòria i la felicitat fins a la tristesa o la irritabilitat. Durant el punt àlgid és possible reviure experiències passades o aflorar material inconscient de forma simbòlica. També es pot experimentar despersonalització, amb la sensació que la ment abandona el cos amb una experiència mística d'unió amb l'univers. Algunes persones relaten beneficis en la seva creativitat, tot i que hi ha una alteració clara de la cognició i de la capacitat per fer tasques de rendiment.

L'experiència del consum de l'LSD pot esdevenir un *mal viatge*. En aquest cas, la persona experimenta una sensació intensa de por, disfòria, ansietat o fins i tot pànic, ideació paranoide o de referència i psicosi. Si les visions no són plaents, pot sentir-se amenaçada i actuar de manera agressiva contra altres persones o contra si mateixa per fugir de la situació. En aquests casos hi ha evidències de lesions greus i fins i tot morts. També s'han registrat morts en persones sense mal viatge aparent, que han actuat segons el que vivien com, per exemple, saltar per una finestra creient que poden volar. Davant d'aquest risc imprevisible, és important que hi hagi una persona experta que acompanyi l'experiència i pugui intervenir, fins i tot administrant un ansiolític a dosi adequada si cal. També és essencial adaptar l'espai per evitar accidents (portes i finestres, mobles perillosos, objectes pesants o punxants). Els efectes del consum poden variar segons els estímuls ambientals de llum, so i olor. Finalment, el nombre i les relacions entre les persones amb qui es comparteix l'experiència i les relacions existents prèviament influeixen en els efectes; es recomana que no hi hagi tensió ni actituds negatives entre elles.

Efectes adversos. Hi ha una gran variabilitat tant intra com interindividual. Tot i que no solen aparèixer amb dosis baixes ni en persones sense historial de consum repetit.

L'experimentació dels efectes farmacològics somàtics, perceptius i psiquiàtrics intensos deguts a un *consum agut* pot provocar un quadre identificable d'intoxicació, que es detallarà en referir-nos al tractament. El risc més important del consum d'LSD, a banda de lesions i morts ja comentats, és el de desencadenar problemes psiquiàtrics: crisis de pànic, psicosi aguda i quadres depressius i ansiosos. La labilitat emocional de l'LSD o un mal viatge estan molt relacionats amb l'estat previ de la persona. Per exemple, el risc de crisi de pànic augmenta si ja hi havia simptomatologia ansiosa precedent al consum. Tot i que la majoria d'aquests efectes desapareixen amb l'eliminació de la substància en poques hores, hi ha la possibilitat de trastorns perllongats, especialment psicòtics. Aquests són més probables amb característiques premòrbides psicòtiques i inestabilitat emocional. Es recomana que en quadres aguts psiquiàtrics que no requereixin atenció clínica independent no es faci el diagnòstic comòrbid, sinó que es tracti només com a intoxicació per LSD.

Els efectes adversos del *consum crònic* també incideixen en el risc de trastorns mentals permanents, com els psicòtics i depressius. Tot i que l'associació entre psicosis permanents i consum d'LSD està ben documentada, no se'n coneix encara el risc real que, en canvi, sí s'ha estudiat en altres drogues. Consumir LSD no és la causa directa ni única, però sens dubte sí pot actuar com a desencadenant d'un estat premòrbid ja existent. És especialment arriscat en persones vulnerables a alteracions psicòtiques i, en menor mesura, a trastorns depressius i d'ansietat. No consumir pot prevenir l'avanç o, fins i tot, l'inici dels trastorns. En consumidors habituals també s'hi han identificat trastorns de la personalitat, essent l'esquizoide i l'esquizotípic els més prevalents; com passa amb altres trastorns, no és clar si són secundaris al consum o primaris que es reforcen amb l'LSD.

Finalment, el trastorn de percepció persistent per al·lucinògens *(flashbacks)* apareix sempre després d'un temps del consum (dies, mesos, anys), ja sigui puntual o repetit, però també agut. No està relacionat amb la dosi ni amb el temps de consum i el mecanisme és encara desconegut. La incidència recollida és molt variable i s'estima que entre el 15 i el 80 % de persones consumidores l'han experimentat amb LSD. Es tracta de percepcions visuals que duren segons o minuts, considerades pseudoal·lucinacions perquè la persona reconeix la seva naturalesa patològica. Apareixen espontàniament i de forma recurrent, de vegades sense estímuls precipitants, tot i que alguns factors poden afavorir-ne l'aparició; entre d'altres, la foscor, ambient no familiar, períodes d'estrès, privació de son i consum d'altres drogues com el cànnabis. També s'ha observat que iniciar tractament amb ISRS pot desencadenar o empitjorar els *flashbacks.* La seva recurrència pot estar relacionada amb la freqüència i intensitat del consum.

No hi ha tractament específic per al trastorn de percepció persistent per al·lucinògens. Cal fer un diagnòstic diferencial acurat per descartar migranyes, crisis epilèptiques, anomalies visuals i trastorn per estrès posttraumàtic. El trastorn provoca ansietat, que pot derivar fins i tot en agorafòbia. L'abordatge de primera línia és psicoterapèutic, centrat en tècniques d'afrontament. Es poden indicar fàrmacs simptomàtics com benzodiazepines o altres ansiolítics si es considera necessari.

MDMA

De les drogues de síntesi derivades de les amfetamines del grup de les metilendioxianfetamines, la més utilitzada i amb més informació disponible és la MDMA (3,4-metilendioximetanfetamina), també coneguda com èxtasi o Adam. Tot i ser derivades de les amfetamines, els seus efectes difereixen del patró estimulant clàssic, i això va motivar el terme entactògen. Aquest descriu els efectes empàtics i facilitadors de les relacions i la comunicació interpersonal, que afavoreixen la capacitat d'intimar i comprendre les emocions d'altres persones. Més que estimulants, són substàncies euforitzants que, a les dosis habituals, no produeixen efectes al·lucinògens.

La MDMA es va sintetitzar per Anton Köllisch als laboratoris Merck el 1912, i es va patentar el 1914. L'objectiu inicial era trobar un fàrmac anorexigen, però els resultats no van ser satisfactoris i no es va comercialitzar. A la dècada de 1960 va començar a utilitzar-se com a droga recreativa i a la de 1970 es van publicar els primers estudis sobre els seus efectes, amb la col·laboració essencial del bioquímic

Alexander Shulgin, que la va sintetitzar de nou el 1976 i en va experimentar els efectes.

A la dècada de 1980, el consum de la MDMA es va popularitzar en ambients de música electrònica a l'illa d'Eivissa i al Regne Unit, generant un mercat il·legal de drogues de síntesi que s'ha multiplicat fins a convertir-se en una autèntica epidèmia de NSP. El consum s'ha estabilitzat en els anys recents, amb un patró d'ús típic de caps de setmana en ambients de festa i en companyia d'amics. Sovint es combina amb altres substàncies com cànnabis, alcohol i tabac. Aquells mateixos anys, les seves propietats entactògenes la van fer popular en àmbits psicoterapèutics, en dosis baixes, per facilitar la comunicació amb el terapeuta i abordar experiències traumàtiques. L'augment del consum de MDMA va generar dades de perillositat, incloses morts, motiu pel qual la DEA (Drug Enforcement Agency, l'organisme antidroga del govern d'EUA) va aconseguir la seva prohibició al país el 1985 i la seva inclusió l'any següent a la llista I del Conveni de substàncies psicotròpiques. Aquell mateix any es van detectar efectes neurotòxics en estudis preclínics. I una dècada més tard, el 1998, també es va confirmar la neurotoxicitat en éssers humans i l'afectació del sistema de neurotransmissió serotoninèrgic consistent en la depleció del neurotransmissor.

Actualment ha ressorgit l'interès per l'ús coadjuvant de MDMA en sessions de psicoteràpia per al trastorn per estrès posttraumàtic resistent. La recerca es troba en fase III d'estudis clínics, amb resultats prometedors en termes d'eficàcia i seguretat, tot i que el nombre de pacients és limitat i es requereix més control sobre les sessions de teràpia. A Austràlia, com ja s'ha esmentat, el juliol de 2023 es va aprovar la possibilitat de prescriure MDMA per a aquesta indicació per part d'especialistes psiquiatres. Altres possibles usos –també complementaris a la psicoteràpia, però encara en fases menys avançades– inclouen la ansietat social en adults amb autisme, l'ansietat associada a malalties terminals i el TCA. Al quadre 6 s'hi recullen l'origen i apunts històrics de la MDMA.

- **1912.** Síntesi per Anton Köllisch dels laboratoris Merck, en el marc d'una investigació sobre un anorexigen que no va prosperar. Patent el 1914.
- **Dècada de 1960.** Inici del consum recreatiu.
- **Dècada de 1970.** Descripció dels efectes. El bioquímic Alexander Shulgin la va sintetitzar de nou el 1976 i va experimentar amb els seus efectes.
- **Dècada de 1980.** Consum en ambients de música electrònica (Eivissa, Regne Unit) i fort mercat il·legal. Coadjuvant en psicoteràpia a dosis baixes, relació terapèutica i per a experiències traumàtiques.
  - **1985.** L'organisme antidroga dels EUA n'aconsegueix la prohibició.
  - **1986.** Inclusió en la llista I de substàncies psicotròpiques. Descripció preclínica dels efectes neurotòxics.
- **1998.** Identificació dels efectes neurotòxics en éssers humans. Evidències d'alteració en la transmissió serotoninèrgica (esgotament o depleció).
- **Segle** XXI. Ús no mèdic i investigació clínica: trastorn per estrès posttraumàtic resistent (fase III), ansietat social en l'autisme en persones adultes i ansietat en malalties terminals (fase II).

Quadre 6. Origen i apunts històrics de la MDMA.

Mecanisme d'acció

La MDMA bloqueja el transportador de membrana responsable de la recaptació de serotonina i, amb menys afinitat, també els de dopamina i noradrenalina. Aquest mecanisme d'acció amb diana als mateixos tres sistemes de neurotransmissió és similar al de la cocaïna, tot i que amb afinitats diferents. A més, la MDMA augmenta la quantitat de neurotransmissor alliberat per cada senyal –serotonina, dopamina i noradrenalina–. Amb tot s'aconsegueix més neurotransmissors alliberats, mantenir-los més temps a l'espai sinàptic abans de ser recuperats i, per tant, pot establir més unions a receptors postsinàptics, tot facilitant la comunicació neuronal.

Un mecanisme addicional de la MDMA, que amplifica l'efecte en l'activitat dels sistemes serotoninèrgic i noradrenèrgic, és que inhibeix lleument l'enzim degradador monoaminooxidasa A (MAO_A), la qual cosa dona més disponibilitat de neurotransmissor al botó sinàptic per ser usat. Aquest efecte és poc rellevant sobre l'activitat de la dopamina, ja que MAO_B és l'enzim degradador principal. En termes funcionals, la MDMA és un potent agonista funcional serotoninèrgic i, en menor mesura, dopaminèrgic i noradrenèrgic.

També inhibeix l'activitat de l'enzim triptòfanhidroxilasa (TH), responsable de la síntesi del neurotransmissor serotonina. Aquest enzim s'encarrega de convertir el triptòfan en 5-hidroxitriptòfan i la seva inhibició produeix una disminució de la quantitat de neurotransmissor sintetitzat i, per tant, disponible en vesícules per ser usat. Aquest mecanisme, combinat amb l'alliberament massiu, contribueix a la depleció o esgotament del neurotransmissor emmagatzemat. Després de l'augment inicial de serotonina, que s'associa a efectes aguts tant positius com adversos de la droga, la serotonina disminueix a les 2-4 hores i el dèficit pot durar unes 24 hores, cosa que provoca efectes negatius com cansament, fatiga i somnolència que poden persistir no només les hores posteriors al consum sinó fins i tot dies. A la figura 19 es recullen els principals mecanismes d'acció de la MDMA.

Farmacocinètica

Les drogues de síntesi es presenten habitualment en forma de comprimits anomenats pastilles, amb colors i logotips gravats cridaners que inclouen temes actuals o marques. Per exemple, entre els múltiples logotips gravats a les pastilles d'MDMA són populars els Mitsubishi i Adam. Aquests formats atractius, juntament amb l'administració oral i el preu assequible, han contribuït a promocionar-ne el consum. Un problema és que les pastilles no sempre contenen ni la substància ni la dosi esperada. Les persones consumidores solen associar els diferents colors, formes i gravats de les pastilles a una substància determinada, fet que pot comportar consums variables i, en conseqüència, efectes diversos. Un estudi del programa de reducció de danys Energy Control* va evidenciar que el contingut de les pastilles d'MDMA sol ser superior a la dosi considerada recreativa i que és habitual la combinació amb altres substàncies com amfetamina, ketamina i cafeïna.

La MDMA s'absorbeix de manera ràpida i completa per via oral, que és la més habitual. El 2009 va aparèixer la MDMA en pols cristal·lina en

* https://energycontrol.org/.

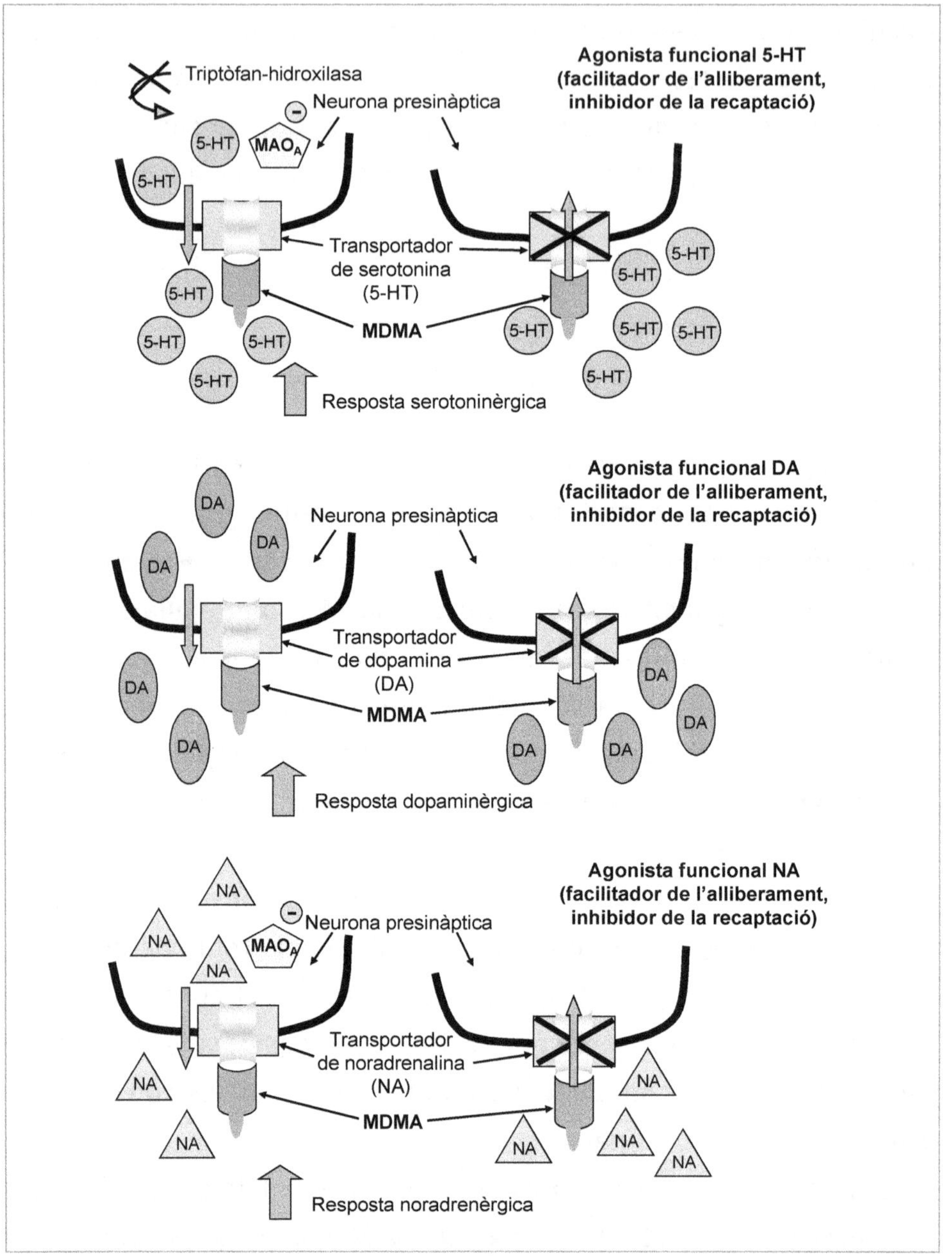

Figura 19. Principals mecanismes d'acció de la MDMA sobre els sistemes de neurotransmissió serotoninèrgic, dopaminèrgic i noradrenèrgic relacionats amb els seus efectes. 5-HT: serotonina, DA: dopamina, NA: noradrenalina.

càpsules, anomenada cristall, que no s'ha de confondre amb el cristall dels EUA (metamfetamina). Als EUA es coneix com Molly. El cristall es pot consumir per via nasal o inhalada, fumant-lo. No es recomana esnifar-lo, perquè els efectes apareixen i desapareixen abans i són més estimulants que entactògens. Excepcionalment, el consum d'MDMA també pot fer-se per via intravenosa.

Una pastilla d'MDMA sol contenir entre 50 i 150 mg, tot i que pot portar una quantitat molt superior. Com a estratègia de reducció de danys, es recomana evitar pastilles amb més de 120 mg. Hi ha dades de morts associades al consum d'entre un i quinze comprimits. En això pot influir l'ús conjunt amb altres drogues; se sap que la combinació amb alcohol incrementa un 10 % les concentracions sanguínies d'MDMA i pot facilitar la intoxicació.

Les concentracions plasmàtiques màximes d'MDMA s'aconsegueixen ràpidament, entre una i dues hores després de l'administració oral, essent millor prendre-la amb l'estómac buit. No existeix una cinètica lineal en la distribució: el consum de quantitats elevades tendeix a acumular-se a nivell plasmàtic. La MDMA travessa amb facilitat la barrera hematoencefàlica. La semivida d'eliminació, tot i ser molt variable, és de cinc a nou hores.

El metabolisme de la MDMA és hepàtic, amb tres metabòlits. La hidroximetoximetamfetamina, principal i inactiva; la dihidroximetamfetamina, amb estructura química semblant a la dopamina, i la MDA (3,4-metilendioxianfetamina), anomenada en els ambients de consum com a *love pill* o píndola de l'amor. Només un 510 % es transforma en MDA, però cal considerar-la un metabòlit actiu que, si es reabsorbeix i circula, pot allargar la durada dels efectes. L'isoenzim hepàtic CYP2D6 assumeix gran part del metabolisme, i se sap que entre un 510 % de persones caucàsiques són metabolitzadores lentes, fet que eleva les concentracions de droga en l'organisme. A més, la MDMA exhibeix un fenomen d'autoinhibició enzimàtica amb diana a CYP2D6; la reposició de nous enzims i la recuperació de l'activitat normal triguen uns set o deu dies després del consum. Aquesta inhibició converteix les persones consumidores en metabolitzadores lentes durant la setmana posterior al consum i pot afectar la concentració de diversos fàrmacs metabolitzats per CYP2D6, com antidepressius, antipsicòtics o amfetamines, entre d'altres.

L'eliminació és bàsicament renal, amb un percentatge una mica superior a una tercera part de la dosi sense metabolitzar o inalterada. El pH de l'orina influeix en l'excreció: si és alcalí es redueix i si és àcid s'incrementa. Les característiques principals de la farmacocinètica de la MDMA es resumeixen a la taula 13.

Farmacodinàmica

La MDMA genera una dependència baixa i deixar de consumir no provoca síndrome d'abstinència ni desig immediat de tornar a consumir *(craving).* Hi ha tolerància ràpida i intensa als efectes, explicada en gran part per la depleció de neurotransmissors, en especial de serotonina. Habitualment, quan les persones consumidores noten que els efectes disminueixen durant una sessió, prenen una altra dosi; es recomana, en cas de fer-ho, deixar unes tres o quatre hores entre consums i no superar els 250 mg en total. També és aconsellable que els episodis de consum s'espaïn unes quatre o cinc setmanes per a una millor experiència i minimitzar riscos. Igual que amb l'LSD, el consum pot seguir un patró d'abús amb risc d'intoxicació i pot desenvolupar-se un trastorn per consum en què preval la dependència psicològica.

Procés	Característiques
Absorció	• Ràpida i completa. Per v.o. (més habitual), v.n. (pols, «cristall»), v.h., i.v. • Dosi habitual: 50-150 mg. Recomanació: màx. pastilla de 120 mg i 250 mg por sessió
Distribució	• Ràpida i extensa, per tots els teixits corporals • 50-150 mg (màx. 250 mg) • $T_{máx}$: 1-2 h (v.o.) – $t_{1/2}$: 5-9 h
Metabolisme	• Múltiples vies metabòliques: hidroxilació, desmetilació, CYP2D6 (caucasians metabolitzadors lents). Autoinhibició enzimàtica • Metabòlits inactius i MDA (3,4-metilendioxiamfetamina; 5-10%) activa i tòxica amb $T_{máx}$ de 6 h
Excreció	• Renal. 1/3 part sense metabolitzar. pH orina: àcid l'augmenta i bàsic la disminueix

Taula 13. Principals característiques de la farmacocinètica de la MDMA.

Les principals contraindicacions del consum d'MDMA i altres substàncies de síntesi són la presència de trastorns mentals i l'embaràs. Com en el cas de l'LSD, és especialment arriscat en persones amb trastorns de l'espectre psicòtic, i també haurien d'evitar-lo les persones amb trastorns d'ansietat i depressius. Hi ha poques dades sobre l'embaràs, principalment en estudis amb models animals. L'administració d'MDMA durant un període equivalent al primer trimestre d'embaràs provoca hiperactivitat motora. Si es fa durant el període equivalent al tercer trimestre, hi ha alteracions de llarga durada en les àrees cerebrals implicades en l'aprenentatge i la memòria. En humans, un estudi va associar el consum de la mare gestant amb un retard en el desenvolupament durant els dos primers anys de vida, sense seguiment posterior per esbrinar si persistia. Calen més estudis, però mentrestant l'embaràs es considera una contraindicació amb riscos d'efectes teratogènics no prou coneguts.

El *consum agut* d'una dosi d'MDMA genera una sèrie d'efectes que apareixen cap a la primera hora, amb un pic entre els 60 i 90 minuts, i es mantenen durant tres a cinc hores. Entre els efectes més valorats hi ha l'increment de l'empatia i l'obertura emocional, la disminució de la inhibició i els pensaments negatius, es facilita la comunicació, fins i tot apareix logorrea, i augmenta l'estat d'alerta i l'activitat psicomotriu. A més, els sons i colors es perceben amb més intensitat.

Els consumidors relaten que sempre experimenten alguns efectes desagradables que semblen relacionar-se amb la dosi administrada, tot i que la seva aparició és variable en la mateixa persona prenent la mateixa dosi. Així, de manera imprevisible pot aparèixer en qualsevol moment un o més efectes adversos que no s'havien manifestat en ocasions anteriors. Entre els més freqüents hi ha efectes fisiològics com l'increment de l'activitat cardiovascular, sudoració, sequedat de boca, hipertèrmia i hiperreflèxia, així com tensió i dolor muscular. També poden aparèixer canvis conductuals i simptomatologia psiquiàtrica que es comenten més endavant (vegeu la figura 20).

A més, l'endemà del consum la persona no es troba malament, sinó que predomina una sensació de tranquil·litat i d'estar flotant. No obstant això, al cap de dos dies pot aparèixer un estat de baixada latent o ressaca amb simptomatologia com insomni, problemes de concentració i memòria, ansietat, irritabilitat, pèrdua d'apetit, fatiga o simptomatologia depressiva, que són de les més freqüents.

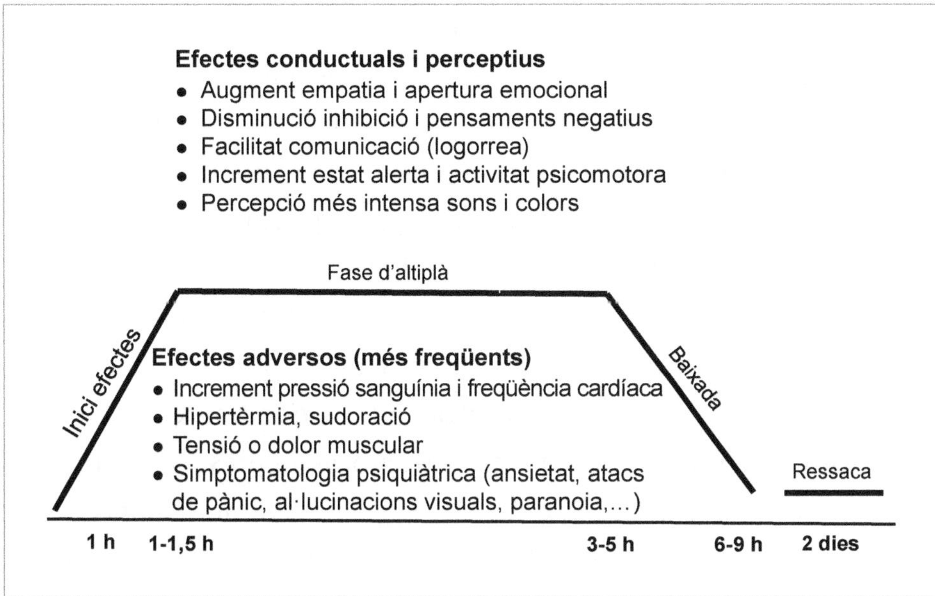

Figura 20. Fases i efectes principals del consum d'una dosi d'MDMA.

Efectes adversos. En gran part, aquests són conseqüència dels propis efectes farmacològics de la MDMA. A més, un problema associat al consum que influeix enormement en aquests efectes és la combinació habitual amb altres substàncies i l'administració d'una nova dosi quan es percep la disminució dels efectes durant una mateixa nit o sessió de consum. Tot això dificulta delimitar la causa real de les conseqüències negatives del consum i de la toxicitat. Les conseqüències adverses són degudes en la seva majoria a les accions de la droga sobre el SNC i el sistema cardiovascular, encara que poden implicar i comprometre altres sistemes:

- ***Sistema nerviós.*** Amb el consum agut d'MDMA poden aparèixer alteracions del comportament com disfòria, irritabilitat, agitació, impulsivitat, hostilitat, agressivitat i confusió. No és infreqüent l'aparició d'ansietat, amb insomni, i fins i tot atacs de pànic. Els atacs de pànic són de curta durada i generalment no es produeixen quan la MDMA es consumeix en dosis successives no gaire elevades. També és possible que apareguin al·lucinacions visuals i idees paranoides, que solen remetre amb l'eliminació de la droga de l'organisme però que en alguns casos persisteixen durant dies o setmanes. Amb el consum crònic d'MDMA augmenta la probabilitat que aparegui un trastorn psicòtic crònic, així com trastorns depressius, d'ansietat (especialment social), del son i episodis bulímics. També s'han registrat alguns casos de trastorn de percepció persistent per al·lucinògens.

Dins de la varietat de simptomatologia que pot produir-se cal esmentar l'aparició de calfreds, sudoració, sequedat de boca, tremolors, tensió i dolor muscular (freqüent a nivell mandibular), bruxisme (petament de dents), hiperreflèxia, vertigen, atàxia, nàusees i vòmits. També augmenta la micció, així com els nivells de concentracions plasmàtiques de prolactina i cortisol. És freqüent la hipertèrmia, un dels principals símptomes de la toxicitat aguda induïda per MDMA i que, si és severa, pot acabar en un cop de calor potencialment mortal. S'han registrat valors tèrmics de fins a 43 °C i, actualment, aquesta és la causa principal de les morts relacionades amb el consum d'MDMA. En casos extrems d'intoxicació s'han documentat suïcidis o homicidis involuntaris, així com estats convulsius que progressen cap al coma.

Hi ha evidències que el *consum crònic* d'MDMA afavoreix dèficits cognitius que es mantenen o només es reverteixen parcialment un cop se'n suprimeix el consum. Les alteracions afecten la memòria verbal i recent (evocació de paraules, idees i històries), així com la memòria visual. Altres alteracions cognitives observades en persones consumidores són una disminució de la capacitat de concentració i d'aprenentatge, i un menor rendiment en tasques de funcions executives. En l'afectació neurocognitiva hi ha també una alteració del sistema de neurotransmissió serotoninèrgic, amb repercussions variables segons la persona i l'historial i intensitat del consum, però que suggereix l'existència de neurotoxicitat.

No hi ha dubte que l'administració d'MDMA i altres derivats d'amfetamines en investigació preclínica, amb rates i micos, produeix neurotoxicitat. Associada a la disminució del neurotransmissor serotonina s'inicia una varietat de neuroadaptacions funcionals, com la inhibició de l'activitat dels enzims sintetitzadors i la reducció dels transportadors de membrana. Això progressa cap a alteracions morfològiques amb una disminució dels contactes axonals i la destrucció dels axons llargs, que al cap d'uns mesos regeneren en axons curts i amb morfologia anòmala. Aquesta afectació es produeix a l'escorça cerebral, a l'hipocamp, als ganglis basals i a alguns nuclis talàmics.

Hi ha dades procedents de persones consumidores que sustenten l'existència d'efectes neurotòxics de la MDMA, tot i que no hi ha acord sobre la dosi de risc. Així, alguns autors han assenyalat que el consum perillós se situa entre 14 i 56 pastilles en quatre dies, i d'altres alerten que pot ocórrer amb una sola dosi de 100 mg. Revisions recents basades en dades de neuroimatge suggereixen que, en la majoria de consumidors (amb dosis recreatives habituals tant en consum agut com crònic), les alteracions són funcionals i amb capacitat de recuperació amb el temps. Tot i això, cal molta més recerca per respondre als nombrosos interrogants sobre la temàtica. Es desconeixen possibles factors de vulnerabilitat al desenvolupament de neurotoxicitat, tant funcional com morfològica, de la MDMA i d'altres drogues de síntesi. La millor prevenció és no consumir-ne però, si es fa, la recomanació és limitar la dosi a 120 mg en una sola presa, no combinar amb altres drogues i espaiar al màxim el temps entre administracions.

- ***Sistema cardiovascular.*** El consum d'MDMA pot causar hipertensió arterial, augment de la freqüència cardíaca, taquicàrdia i arrítmies. En casos extrems, poc freqüents, pot fins i tot produir-se isquèmia miocàrdica i infart agut de miocardi. També s'associa amb un augment de la incidència d'hipertensió pulmonar. La hipertèrmia pot conduir a altres problemes potencialment perillosos com la coagulació intravascular disseminada, que provoca hemorràgies generalitzades i necrosi. A més, després de la ingesta d'MDMA poden ocórrer accidents cerebrovasculars com una hemorràgia subaracnoidal o intracranial, un infart cerebral o una trombosi dels sins venosos cerebrals. En tot això, la hipertensió és el principal factor desencadenant, al qual s'hi suma la deshidratació de la persona consumidora. La deshidratació es deu a un elevat consum de calories i a les temperatures ambientals dels espais de consum. Es recomana beure aigua per compensar la pèrdua de líquids de l'organisme, mig litre per hora és la quantitat adequada. Beure aigua en excés també pot ser perjudicial perquè la MDMA estimula la secreció de l'hormona antidiürètica.

- ***Altres sistemes.*** Els efectes fisiològics a llarg termini resultants del consum crònic d'MDMA inclouen, a nivell del sistema digestiu, el desenvolupament de la síndrome de l'articulació temporomandibular (afectant l'articulació de la mandíbula inferior), erosió dental i dolor miofascial. Aquests són la cronificació dels efectes aguts de contracció dels músculs masseters, que impossibilita obrir la boca (trisme) i bruxisme (reixinar, prémer o cruixir les dents). S'han descrit casos d'hepatitis tòxica greu amb necrosi hepàtica, que han requerit un trasplantament de fetge. La hipertèrmia greu pot resultar en una fallada renal aguda, que si no és gestionada adequadament per professionals mèdics pot comportar seqüeles. A més, s'ha atribuït a la MDMA la possibilitat de desenvolupar una anèmia aplàstica, en què les cèl·lules mare de la medul·la òssia estan danyades.

Cànnabis

El cànnabis (del llatí *cannabis,* cànem) és una planta herbàcia anual originària de l'Àsia central i del sud, amb tres famílies diferents, de les quals les més freqüents per al cultiu són la *Cannabis sativa* i la *Cannabis indica.* L'ús del cànnabis inhalat per obtenir efectes psicoactius ja es documenta des de l'any 3000 a.n.e. Encara més antic és el seu ús amb finalitats nutritives o per a l'obtenció d'olis essencials procedents de les seves fulles o fruits, així com per a la confecció de teixits o cordes a partir de les seves tiges. El cànnabis conté més de 400 substàncies, de les quals més d'un centenar tenen una estructura química cannabinoidea i que també es poden anomenar fitocannabinoides.

Entre els cannabinoides que conté la planta, el tetrahidrocannabinol (THC) o delta-9-tetrahidrocannabinol (Δ9-THC) és la substància psicoactiva principal que motiva el seu ús com a droga. Altres cannabinoides són el cannabidiol (CBD), també psicoactiu i no tòxic, el cannabinol i la tetrahidrocannabivarina. Les plantes de cànnabis poden ser femenines, masculines o hermafrodites. El THC es troba en quantitats òptimes en les plantes femenines que no han estat pol·linitzades per plantes masculines o hermafrodites. El 1839 el THC es va introduir a Occident com a medicament per Williams Brooke O'Shaughnessy, amb indicació anticonvulsionant. Durant aquell segle, es van atribuir al cànnabis o haixix moltes altres possibilitats terapèutiques, com el tractament de l'insomni, del dolor o de la dismenorrea.

Ja al segle XX, Anglaterra va eliminar l'ús terapèutic del THC el 1932, i el 1937 el Congrés dels Estats Units va aprovar la Llei de l'Impost sobre la Marihuana, que en va encarir l'accés i en va dificultar l'obtenció, cosa que *de facto* va suposar-ne la prohibició per a qualsevol finalitat. El 1961, com ja s'ha indicat, la Convenció Única sobre Estupefaents va incloure el cànnabis a la llista I de drogues altament addictives. Durant les últimes dècades del segle XX i l'inici del XXI, el consum recreatiu de cànnabis no ha deixat d'augmentar, amb un patró habitual de policonsum juntament amb alcohol i tabac, i una percepció de risc baixa. La situació legal varia molt segons el país: alguns han legalitzat l'ús tant medicinal com recreatiu, d'altres només l'ús medicinal i d'altres tenen prohibits tots dos usos. Els canvis recents en la regulació en diversos països han de ser degudament supervisats i avaluats per les autoritats reguladores per obtenir informació sobre l'impacte en la salut pública i els costos sanitaris associats al consum en la població.

Hi ha usos terapèutics acceptats del THC, tot i que en cap cas aquesta substància es considera una primera línia de tractament ni disposa d'evidències suficientment sòlides. En canvi, el cànnabis es considera una droga d'inici al consum i facilitadora o inductora del consum d'altres drogues legals i il·legals, independentment de la situació legal del país de la persona consumidora.

A partir del 2004 van aparèixer al mercat els cannabinoides sintètics, una varietat de substàncies sense la necessària recerca clínica per a un ús segur en humans. Es comercialitzen per internet o en botigues especialitzades com a preparats vegetals per fumar o com a encensos i odorisants ambientals. Són NPS, també anomenades *spice drugs*, amb efectes similars als del cànnabis, però que no són derivats del THC i no es detecten amb els tests de metabòlits en orina. Són exemples d'aquests preparats, amb gran potència d'efectes i no aptes per a ús humà: JWH-018, JWH-073, CP 47997 o HU-210. Es venen com a substituts legals del cànnabis i representen un gran repte pel que fa a la detecció, el control de riscos i els criteris jurídics i legals a adaptar. En general, hi ha un gran desconeixement dels seus mecanismes d'acció, més enllà del sistema cannabinoide, i de la seva toxicitat. S'han documentat enverinaments greus i fins i tot morts després del seu consum. Un exemple, sense resultat fatal, va ser la intoxicació massiva de 33 persones l'any 2016 als suburbis de Nova York per consum d'AMB-FUBINACA, més potent que el THC, que es van trobar vagant pels carrers amb una intensa sedació. Totes aquestes substàncies s'han de diferenciar dels pocs preparats farmacèutics amb indicacions molt limitades que han seguit el protocol de recerca clínica necessari per a la seva aprovació i comercialització, com els sintètics dronabinol i nabilona, als quals es farà referència més endavant. Al quadre 7 es resumeix l'origen i apunts històrics del cànnabis.

En aquest apartat ens centrarem en el THC i els seus derivats, excloent-hi els cannabinoides sintètics o *spice drugs*. Tampoc no s'utilitzarà el terme popular «cànnabis medicinal», mal utilitzat i que comporta una minimització conceptual dels riscos del seu ús.

- **Origen natural.** Planta del cànnabis (del llatí «cànem»), *Cannabis sativa* o *índica*. Les propietats psicoactives es troben a les plantes femella no pol·linitzades. Principi actiu: tetrahidrocannabinol (THC).
- **3000 a.n.e.** Referències d'ús inhalat pels efectes psicoactius. Prèviament, ús amb finalitats nutritives (fulles i fruits) i per a cordes (troncs).
- **Segle** XIX **(1839).** Williams Brooke O'Shaughnessey introdueix el THC com a medicament a Occident (anticonvulsiu). Altres indicacions: insomni, dolor o dismenorrea. Expansió de l'ús no mèdic.
- **Segle** XX:
  - **1932.** Anglaterra elimina l'ús mèdic.
  - **1937.** El Congrés dels EUA aprova la Llei de l'Impost sobre la Marihuana, que comporta l'eliminació de l'ús mèdic i recreatiu.
  - **1961.** Inclusió en la llista I de la Convenció Única d'Estupefaents.
- **Segle** XXI. Des del 2004, comercialització de cannabinoides sintètics (NSP, *spice drugs)*, no aptes per al consum humà. Diferències entre països pel que fa a la legalització (ús terapèutic i/o no mèdic) i consideració jurídica. Fàrmacs aprovats amb indicacions molt limitades. Increment del consum recreatiu amb policonsum i baixa percepció del risc.

Quadre 7. Origen i apunts històrics del cànnabis.

Mecanisme d'acció

El THC s'uneix als dos principals tipus de receptors cannabinoides (CB) endògens, els CB1 i els CB2, amb una acció química agonista parcial sobre tots dos. Els receptors endocannabinoides són metabotròpics, es van descobrir durant la dècada de 1990 i encara avui hi ha molts interrogants sobre els components del sistema endocannabinoide i la seva participació en el funcionament de l'organisme. Els receptors CB s'expressen en diversos llocs i participen en una gran varietat de funcions, amb la següent diferenciació i implicacions funcionals ben establertes:

- ***Receptors CB1.*** Es localitzen especialment al SNC, amb més abundància l'escorça frontal, els ganglis basals, l'hipocamp i el cerebel. També s'expressen, tot i que en menor quantitat, a l'amígdala, l'hipotàlem, l'accumbens, el tàlem, el tronc encefàlic i la medul·la espinal. Això implica que el sistema endocannabinoide participa en diverses funcions, principalment la regulació de la nocicepció amb producció d'analgèsia. També modula processos emocionals i cognitius com les funcions executives, l'aprenentatge i la memòria, l'activitat locomotora i endocrina, el reforç cerebral o el control de la gana. Els receptors CB1 s'expressen en altres òrgans perifèrics com els pulmons, l'endoteli vascular, el tracte gastrointestinal, la musculatura llisa, cèl·lules del pàncrees, del teixit adipós i l'aparell reproductor.

- ***Receptors CB2.*** Es localitzen principalment en regions perifèriques de cèl·lules del sistema immunològic (macròfags, monòcits, limfòcits), en fibres nervioses de la pell, en cèl·lules òssies, hepàtiques i del pàncrees. Al SNC són minoritaris, però s'ha demostrat la seva presència als astròcits, a cèl·lules microglials i en neurones del tronc encefàlic. Aquests receptors estan bàsicament implicats en la regulació immunològica i expliquen l'efecte immunosupressor conegut del consum crònic de THC. Calen més estudis sobre el seu paper al SNC, tot i que estudis recents apunten la seva participació en la regulació emocional i les alteracions en trastorns mentals com l'esquizofrènia, la depressió o l'ansietat.

Els neurotransmissors que s'uneixen i activen els receptors cannabinoides, anomenats cannabinoides endògens o endocannabinoides, són àcids grassos poliinsaturats de cadena llarga derivats dels fosfolípids de membrana, concretament de l'àcid araquidònic. Els dos principals són l'anandamida, que s'uneix amb menys afinitat que el THC al receptor CB1, i el 2-arachidonilglicerol (2-AG), que té una estructura similar a la de les prostaglandines i és el més abundant a nivell encefàlic. Tots dos s'uneixen al receptor CB2.

Els cannabinoides endògens es sintetitzen a les neurones postsinàptiques segons l'activitat existent, a demanda dels fosfolípids de la membrana quan aquesta es despolaritza mitjançada per l'entrada de calci, i s'alliberen a la sinapsi per actuar sobre els receptors cannabinoides situats a les neurones presinàptiques. Els endocannabinoides no s'emmagatzemen en vesícules i existeix un transportador de membrana que s'encarrega de la recaptació per a la seva posterior degradació. Aquesta *comunicació retrògrada* resulta en la disminució o inhibició de l'alliberament presinàptic de neurotransmissor. La neuromodulació endocannabinoide al SNC disminueix de forma rellevant, entre altres, la transmissió inhibidora del GABA i l'excitadora del glutamat. En el cas de la inhibició gabaèrgica, sembla ser la responsable de l'activació dopaminèrgica indirecta de la via del reforç que produeixen tant els cannabinoides endògens com el consum de THC. El sistema cannabinoide s'activa en situacions que requereixen la seva acció neuromoduladora d'inhibició, com l'estrès, la presència de dolor o d'inflamació, o l'augment dels nivells de calci intracel·lular (vegeu la figura 21).

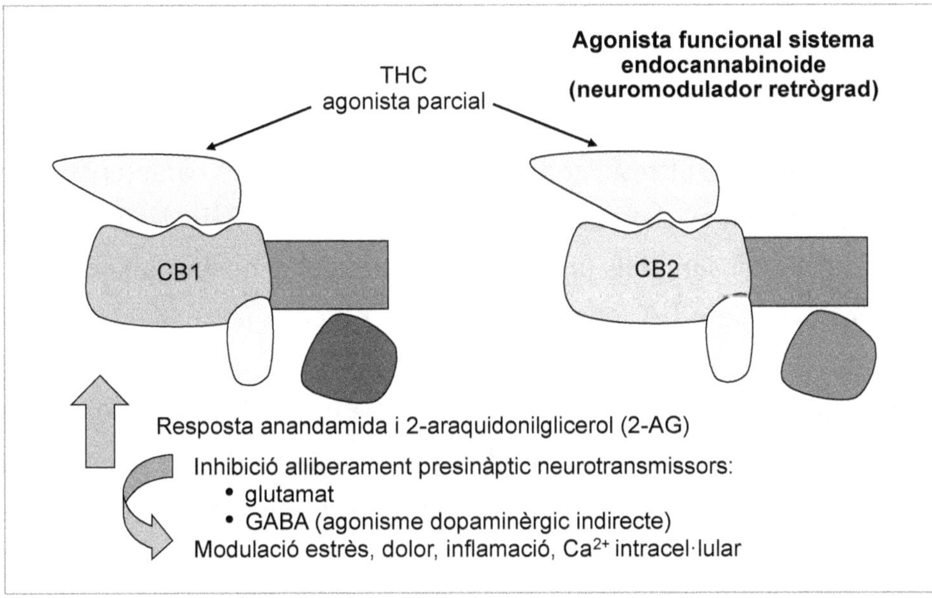

Figura 21. Mecanisme d'acció del tetrahidrocannabinol (THC) en els receptors del sistema cannabinoide endogen i principals canvis funcionals derivats de l'activació de la neuromodulació retrògrada.

Els efectes del consum de THC, tant agut com crònic, es deuen a la seva acció sobre el sistema endocannabinoide endogen. El consum agut resulta en un agonisme funcional del sistema cannabinoide, mentre que el consum crònic provoca neuroadaptacions en l'afinitat i la quantitat dels receptors CB1 i CB2, relacionades amb la diversitat d'efectes adversos i disfuncions conegudes.

Farmacocinètica

Hi ha diverses preparacions o productes procedents de la planta del cànnabis que contenen THC, i l'efecte psicoactiu experimentat amb el consum depèn de la quantitat de THC, així com de la preparació i la via d'administració emprada per la persona consumidora. La marihuana i l'haixix són els dos preparats preferits per al consum recreatiu, tot i que n'existeixen d'altres. Per això, abans de detallar les característiques farmacocinètiques del cànnabis, es revisen les principals formes de preparació i consum dels productes derivats del cànnabis, així com les concentracions de THC que poden contenir (vegeu la taula 14):

- ***Marihuana.*** Es prepara a partir de les fulles, flors i petites tiges seques de la planta triturades. Entre la diversitat de denominacions en argot, destaquen herba, *marijuana* o maria. Es consumeix fumada en forma de cigarretes, barrejada amb tabac, o en pipa. Sol contenir entre un 5 i un 10 % de THC, i una cigarreta pot incloure entre 15 i 50 mg de THC. S'estima que una persona consumidora necessita uns 20 g diaris per satisfer les seves necessitats.

- ***Haixix.*** Consisteix en la premsada de la resina de les flors de la part superior de la planta (tricomes). Dona lloc a un bloc de color marró que es presenta en forma de barres o boles. En argot es coneix com a xocolata, cost o merda, i en forma de cigarreta com a porro o canut. La concentració de THC és superior a la de la marihuana, entre un 10 i un 20 %. S'estima que una persona consumidora en requereix 5 g al dia per satisfer les seves necessitats.

- ***Oli d'haixix.*** És un destil·lat en què s'hi barreja l'extracte de resina de la planta amb algun dissolvent, com ara alcohol. Dona lloc a una mescla viscosa de color i qualitat variables segons el mètode d'obtenció. És un producte amb una alta concentració

Cànnabis (argot)	Formes de preparació i consum	Concentració de THC
Marihuana (herba, *marijuana*, maria)	• Fulles, flors i petits talls triturats • Fumada en cigarretes, mesclada amb tabac, o en pipa	5-10 %
Haixix (xocolata, cost, merda, porro, canut)	• Premsat de la resina de les flors (tricomes). Dona lloc a un bloc de color marró presentat en barres o boles • Es fuma o condimenta	10-20 %
Oli d'haixix (oli, *dabbing)*	• Destil·lat que mescla la resina amb algun dissolvent. Dona lloc a una mescla viscosa de color i qualitat variable • Fumat o vaporitzat *(dabbing)*, o afegit al menjar	> 30-89-90 %
Kif o *kief* (pol·len de cànnabis)	• Pólvores dels tricomes cribats o tamitzats. Poden comprimir-se en lloses • Fumat, afegit a cafè o té, infusió oli/mantega i en menjar	20-50 %

Taula 14. Principals formes de preparació dels productes derivats de la planta del cànnabis, amb referència als modes de consum i a la concentració habitual de tetrahidrocannabinol (THC) que solen contenir.

de THC, superior al 30 % i que pot arribar al 80-90 %. Es calcula que una persona consumidora habitual en necessita 0,6 g diaris.

- ***Kif o* kief.** També conegut com a pol·len de cànnabis, es prepara garbellant o tamisant les pólvores dels tricomes. De vegades es comprimeix en lloses per facilitar-ne el transport, que a diferència de les de l'haixix es desfan amb molta facilitat. Es pot consumir espolsat sobre un porro o un cafè, infusionat en mantega o oli i com a condiment. Conté un mínim de THC del 20 % i pot arribar al 50 %.

A més, des de fa uns anys, moltes de les preparacions de marihuana i haixix contenen concentracions de THC superiors a les que tradicionalment s'atribuïen i s'esperaven. Això es deu a tècniques de cultiu i selecció de variants de la planta i, més recentment, a l'enginyeria genètica. Els percentatges del 15-30 % de THC són valors fàcilment trobables. És una qüestió rellevant en l'àmbit del consum recreatiu, ja que la multiplicació de la quantitat del principi actiu responsable de l'addicció no només incrementa la probabilitat de desenvolupar un trastorn per consum, sinó també els possibles efectes adversos i el risc de toxicitat.

L'absorció del THC depèn en gran mesura de la via d'administració. La via oral és la més lenta i s'associa a un major risc d'efectes tòxics tant per l'ús de productes fora de control, com les gominoles, com pel fet que solen contenir més quantitat de principi actiu. L'administració oral retarda i disminueix els efectes psicoactius amb la mateixa dosi, tot i que si es complementa amb un àpat ric en greixos, l'absorció és més gran. La via bucal, en concret la sublingual, aconsegueix una absorció lleugerament superior a l'oral, però també lenta. L'administració inhalada, sigui fumada o amb vapors, és la més ràpida i permet una major biodisponibilitat, tot i que depèn de la profunditat amb què la persona inhala. Es recomana no fer ús de preparacions amb nivells elevats de THC (> 20 %) per cap via d'administració.

El THC, quan es consumeix per via oral, pateix a nivell hepàtic una hidroxilació com a primer pas metabòlic, donant lloc a 11-hidroxi-THC (11-OH-COOH). L'11-OH-COOH és més actiu biològicament que el THC, travessa amb més facilitat la barrera hematoencefàlica i també suposa un risc més elevat de toxicitat. La metabolització hepàtica prèvia a l'excreció suposa una conversió a 11-nor-9-carboxi-THC (THC-COOH), que s'elimina en gran part per l'orina i s'utilitza com a marcador biològic del consum. El THC és un inhibidor d'enzims hepàtics del citocrom P450, en concret de les isoformes CYP2A9 i CYP3A4, cosa que produeix múltiples interaccions que augmenten les concentracions plasmàtiques de fàrmacs que requereixen aquesta via de metabolització.

La distribució del THC és àmplia i ràpida als òrgans profusament vascularizats, com el SNC, i després, per la seva elevada liposolubilitat, s'acumula en el teixit adipós durant molt de temps, especialment en persones consumidores habituals. La semivida de distribució, d'acord amb la durada dels efectes, és d'unes 2-4 hores si s'ha inhalat i d'unes 6-8 hores si s'ha utilitzat la via oral. A més, la semivida terminal, que indica la completa eliminació de l'organisme, s'allarga de manera important en les persones consumidores habituals.

L'eliminació es realitza en un 20 % per l'orina i majoritàriament (80 %) a través de la bilis. Aquesta és lenta, especialment per l'acumulació que es produeix en el teixit adipós, però també per una elevada circulació enterohepàtica, és a dir, el procés de secreció i reabsorció entre fetge i intestí de les sals biliars. En persones consumidores cròniques augmenta el percentatge que s'elimina per via renal. La determinació del metabòlit THC-COOH a l'orina permet detectar si la persona ha consumit, però no aporta informació sobre la quantitat consumida, el moment del consum, ni si això implica una afectació de les condicions físiques i cognitives en el moment de la determinació. Després del consum agut o esporàdic, l'orina pot ser positiva durant uns 6-7 dies, mentre que en persones consumidores cròniques o habituals pot donar positiu fins a 4-7 setmanes després de l'últim consum (vegeu la taula 15).

Procés	Característiques
Absorció	• Per v.o (productes fora de control, toxicitat) i v.b. (lenta), v.h. (fumada, vaporitzador) ràpida
Distribució	• Biodisponibilitat: 18-50 % (v.h.) i 5-20 % (v.o., v.b.) • > 85 % unió a proteïnes plasmàtiques • Acumulació en teixit adipós • $T_{máx}$ v.o.: 30-60 min – $t_{1/2}$: 6-8 h • $T_{máx}$ v.h.: 10-30 min – $t_{1/2}$: 2-4 h • $t_{1/2}$ terminal s'allarga en consumidors habituals
Metabolisme	• Hepàtic: hidroxilació primer pas metabòlic a 11-hidroxi-THC (11-OH-COOH) i posterior 11-norcarboxi-THC (THC-COOH, marcador biològic) • Inhibidor CYP2C9 i CYP3A4
Excreció	• Renal (20 %) i biliar (80 %). • Detecció en orina de metabòlits 6-7 dies consum esporàdic i 4-7 setmanes consum crònic després de l'últim consum

Taula 15. Principals característiques de la farmacocinètica del cànnabis.

Farmacodinàmica

No es coneix una dosi mortal en humans pel consum de preparats de cànnabis procedents de la planta i sense que s'hagin combinat amb altres substàncies. Això indica que la toxicitat aguda del cànnabis és molt baixa. Aquest fet no s'aplica als cannabinoides sintètics o NPS, la majoria amb una toxicitat molt superior i per als quals sí que s'han recollit casos de mortalitat associada al seu consum.

La dependència és d'intensitat baixa o moderada, tot i que aquesta afirmació fa referència al consum de preparats de cànnabis amb contingut tradicional de THC. La severitat del trastorn addictiu en persones que consumeixen preparats amb contingut elevat de THC pot ser alta i requerir, després de pocs anys de consum, atenció especialitzada. Aquest fenomen s'observa a la clínica d'addiccions a substàncies en persones joves de poc més de vint anys.

Es desenvolupa tolerància ràpida als efectes psicoactius, i s'ha estimat que el consum continuat pot obligar a augmentar un 30 % la dosi consumida per obtenir efectes similars als de les primeres administracions. L'escalada de la dosi i la freqüència de consum s'ha constatat en estudis longitudinals. També es produeix tolerància a nivell farmacocinètic. La tolerància farmacodinàmica s'explica per la disminució de la sensibilitat dels receptors CB1 i la seva regulació a la baixa. Amb el consum continuat de cànnabis existeix el risc de desenvolupar un patró d'abús, que juntament amb les característiques farmacocinètiques d'acumulació posa l'organisme en risc d'intoxicació, especialment amb l'ús de la via oral.

La síndrome d'abstinència, que no va ser reconeguda com a diagnòstic clínic fins al DSM-5, pot aparèixer entre 24 i 72 hores després de l'últim consum en persones que fumen un o dos porros diaris. El pic de símptomes sol durar una setmana i, tot i que amb intensitat decreixent, la simptomatologia pot allargar-se entre 11 i 21 dies. La síndrome presenta una gran variabilitat individual, amb casos lleus i amb pràcticament cap molèstia. El consum de productes amb alt contingut de THC es relaciona amb síndromes més intenses, i ha estat en gran part el motiu del canvi conceptual en aquest diagnòstic, basat en les evidències clíniques obtingudes de pacients majoritàriament joves.

El consum de cànnabis està contraindicat en persones amb trastorns mentals, especialment els trastorns psicòtics, depressius i bipolars.

També han d'evitar-ne el consum les persones amb patologies cardiovasculars, ja que els seus efectes poden agreujar la simptomatologia i provocar un accident fatal. Es calcula que les persones consumidores habituals sense patologia prèvia tenen un 25 % més de probabilitats de patir un infart i un 42 % més de patir un accident cerebrovascular respecte a persones no consumidores. Una altra contraindicació és la diabetis, tant de tipus I com de tipus II. El consum de cànnabis altera la senyalització dels endocannabinoides que participen en la regulació del control dels nivells de glucosa en sang i, a més, s'ha constatat que provoca més complicacions relacionades amb la diabetis i un pitjor autocontrol de la malaltia. Igualment, les persones amb altres malalties metabòliques han d'abstenir-se'n, ja que l'activació dels receptors CB1 contribueix a l'obesitat, tant per la regulació a nivell del SNC del comportament alimentari com per l'estimulació de la lipogènesi i la inhibició de la lipòlisi de l'organisme. Això perjudica i incrementa el risc en pacients amb malalties cardiovasculars.

Durant l'embaràs i la lactància també està contraindicat el consum de cànnabis, ja que travessa la barrera placentària i es transfereix a la llet materna. Els nadons de mares consumidores poden presentar no només un menor pes sinó també retard del creixement fetal, amb un risc més elevat de requerir ingrés a la UCI neonatal i més incidència de dificultats d'adaptació a la llum. A més, hi ha evidències d'una associació amb problemes de neurodesenvolupament que poden perllongar-se fins a l'adolescència. Finalment, una contraindicació des de la perspectiva de reducció de danys és evitar combinar el consum amb alcohol, ja que aquest potencia els efectes del THC i incrementa el risc de patir nàusees, vòmits i lipotímies.

Els efectes que la persona experimenta amb el *consum agut* de cànnabis i que fan que sigui una experiència agradable o reforçadora comencen als pocs minuts si s'administra de forma inhalada i entre una i dues hores si és per via oral, amb una durada de 2-4 hores en el primer cas i de 6-8 hores en el segon. Es tracta d'efectes bifàsics, amb una fase inicial dominada per una sensació d'eufòria, benestar o plaer, amb augment de la sociabilitat i de la percepció sensorial. A continuació, es passa a una fase de sedació (relaxació, somnolència, estats de somni) i analgèsia, on s'aguditzen les percepcions visuals, auditives i tàctils, i es produeix una lleugera distorsió de l'espai i del pas del temps. Paral·lelament, en aquest estat es presenten dificultats d'atenció i concentració, així com una pèrdua de les capacitats psicomotores, fins i tot amb dosis petites.

Efectes adversos. Els efectes adversos del consum de cànnabis són extremadament variables i depenen en gran mesura de la dosi administrada, de la freqüència del consum i de les característiques o vulnerabilitat de la persona consumidora.

Amb el consum agut, els efectes adversos més freqüents estan relacionats amb canvis al SNC, tot i que també es produeixen accions perifèriques sobre altres sistemes, especialment el cardiovascular. La somnolència és, de lluny, un dels símptomes més freqüents, juntament amb la sequedat de boca, la visió borrosa i l'augment de la gana. A nivell de control motor involuntari poden aparèixer debilitat, atàxia, descoordinació motora, ptosi palpebral (caiguda de la parpella), o fins i tot tremolors i discinèsia. Els efectes cardiovasculars més habituals són la taquicàrdia i la hipotensió postural, juntament amb l'enrogiment ocular o injecció conjuntival, característic. Popularment, al conjunt de canvis experimentats amb el consum (també els agradables) se l'anomena «embriaguesa cannàbica» (és possible que compleixi criteris clínics d'intoxicació).

Existeix la possibilitat que es produeixi una hipoglucèmia, ja que la disminució dels nivells de sucre en sang s'associa amb diversos dels efectes adversos atribuïts al cànnabis, com la gana, la sudoració, els tremolors, la fatiga, la debilitat i les dificultats per pensar amb claredat. Si la hipoglucèmia és greu, cal ajuda mèdica, ja que la situació pot complicar-se amb confusió, convulsions i coma.

Pel que fa a la simptomatologia psiquiàtrica, ja en la fase inicial d'un únic consum poden aparèixer símptomes de disfòria i ansietat d'intensitat variable, que, si són greus, poden ser compatibles amb un diagnòstic de crisi de pànic. Són més freqüents en persones poc experimentades i en dones. Amb més probabilitat en la segona fase, juntament amb l'agudització de les percepcions i la presència de distorsions, hi ha el risc que apareguin paranoia, deliris i fins i tot al·lucinacions que, encara que molt poc freqüents en consums puntuals, poden progressar fins a una psicosi aguda secundària al consum.

Les complicacions del *consum crònic* afecten molts sistemes de l'organisme, a causa de l'àmplia distribució dels dos tipus de receptors endocannabinoides. A continuació, es detallen les més rellevants:

- ***Sistema nerviós.*** Els problemes psiquiàtrics són, a dia d'avui, amb l'evidència clínica disponible, els més preocupants. Entre ells, destaquen els *trastorns mentals* severs com l'esquizofrènia i altres trastorns psicòtics; els trastorns depressius, amb una elevada incidència d'intents autolítics, i el trastorn bipolar. Tot i que no es pot establir una relació causal, els estudis epidemiològics observen una associació significativa entre l'ús de cànnabis i l'augment del risc de desenvolupar aquests trastorns mentals. Això és més evident amb el consum freqüent i l'ús de preparats amb un alt contingut de THC.

Destaca l'aparició de psicosi aguda o induïda, caracteritzada per un inici ràpid i una durada curta, d'aproximadament un mes, que sol remetre amb l'abstinència. El cànnabis és la droga amb més risc de produir psicosis induïdes, i hi ha dades longitudinals que posen de manifest que un 50 % dels casos acaba desenvolupant amb el temps psicosis cròniques. Les revisions i metaanàlisis sobre el tema conclouen que el consum de cànnabis augmenta entre dues i tres vegades el risc d'aparició de psicosi al llarg de la vida, de manera dependent de la dosi. El consum de cànnabis sol precedir l'aparició de la psicosi i, en adolescents vulnerables, pot precipitar l'aparició d'una psicosi com a malaltia independent o primària (patologia dual). A més, les persones amb risc de patir psicosi són les que mostren una major probabilitat de consumir cànnabis. La psicosi dual empitjora tant la gravetat del quadre clínic psicòtic com l'evolució del trastorn. A més, el cànnabis és l'única droga a la qual s'ha associat un avançament en l'edat d'inici de l'esquizofrènia, i el seu consum en pacients duals és el factor de més risc per als intents de suïcidi i per a la no adherència al tractament.

L'explicació més plausible de la relació entre el consum de cànnabis i la psicosi és la interacció gen-entorn. El cànnabis no és una causa necessària ni suficient, però sí que actua sobre altres factors per influir en el risc de psicosi. L'estudi de gens candidats en relació amb aquesta vulnerabilitat, com ara ser portador de l'al·lel valina158 del gen que codifica l'enzim catecol-O-metiltransferasa (COMT), ha aportat dades heterogènies i no concloents. Això no és sorprenent, ja que la psicosi és un fenotip complex i, per tant, associat a múltiples gens que requereix una investigació enfocada al risc poligènic. S'està treballant en aquesta línia i és d'esperar que en el futur s'obtinguin resultats d'utilitat clínica.

En consumidors crònics, els efectes sobre el rendiment cognitiu i psicomotor que produeix el consum agut de cànnabis poden esdevenir permanents i fins i tot derivar en danys funcionals i anatòmics. Són alteracions dependents de la dosi, similars a les que produeixen tant l'alcohol com les benzodiazepines, que s'agreugen amb el consum combinat d'aquestes o altres substàncies depressores i amb l'edat. En adolescents i adults joves, els dèficits que s'observen són de dubtosa importància clínica, mentre que en dècades més avançades de la vida els dèficits poden assolir rellevància clínica i interferir en el funcionament dels consumidors. La remissió dels dèficits amb l'abstinència en adolescents i joves sol observar-se de forma ràpida, a partir de les 72 hores, i completa en setmanes o mesos. En canvi, en adults consumidors crònics es continuen observant problemes fins i tot després de més de sis mesos d'abstinència.

Les *alteracions cognitives* més prevalents afecten l'atenció, tant sostinguda com dividida, la velocitat de processament, la concentració i la memòria (immediata, a curt termini i de treball), amb un impacte major sobre el material verbal. També s'han evidenciat dificultats en la capacitat d'inhibició, en la flexibilitat cognitiva i canvis en el sistema conceptual. Els correlats neurofuncionals dels dèficits són diversos, però especialment atribuïbles a l'exposició de l'escorça prefrontal als cannabinoides. L'escorça prefrontal és una de les regions cerebrals amb maduració més tardana, la qual cosa explica per què l'inici del consum en edat primerenca pot ser més devastador. Els estudis de neuroimatge indiquen que el consum de cànnabis pot alterar també l'activitat de l'escorça cingulada i parietal, d'estructures subcorticals de les vies mesolímbica i mesocortical dopaminèrgiques i de l'amígdala.

Un fet d'especial importància és que, encara que no s'obtinguin diferències en l'execució entre consumidors i no consumidors, els primers requereixen una activitat cerebral superior per aconseguir-ho. Aquestes observacions en adolescents i joves consumidors no són necessàriament causa de dèficits, però sí que apunten a adaptacions compensatòries que, si el consum continua, poden fracassar amb la conseqüent aparició de disfuncions clínicament significatives. Entre les alteracions neuroanatòmiques observades en algunes persones destaca la reducció de la substància blanca cerebral, fins i tot amb un consum transitori. Aquest àmbit de treball requereix més investigació amb el desenvolupament d'estudis longitudinals i el control de variables com el consum combinat d'altres substàncies (alcohol, tabac, ...).

A nivell motor s'evidencia alentiment en la velocitat de reacció, descoordinació motora en tasques de manipulació i destresa, i disminució de la força. Amb dosis elevades o tòxiques poden aparèixer atàxia, disàrtria, tremolors, debilitat i espasmes musculars. Aquests efectes són fruit majoritàriament de l'acció dels cannabinoides en el cerebel i l'estriat, estructures del sistema nerviós que participen en el control de l'equilibri, el to muscular i la coordinació motora involuntària.

Tant l'aparició de trastorns mentals i desajust social, com de dèficits neurocognitius i motors, es relaciona amb l'edat d'inici del consum. En infants i adolescents amb un SNC encara en maduració, existeix un risc incrementat respecte als adults amb un patró de consum similar o fins i tot menor de possibles conseqüències permanents. Nombroses investigacions han assenyalat com a punt de tall en l'edat de risc l'inici abans o després dels 17 anys. L'ús de preparats amb alt contingut i NSP multiplica el risc d'aparició i mala evolució tant dels trastorns mentals com de les afectacions neurocognitives, l'impacte de les quals pot ser molt negatiu en el rendiment acadèmic i la incorporació al món laboral. L'exposició precoç al consum de cannabinoides també disminueix la reactivitat del sistema mesoaccumbens en l'edat adulta, cosa que pot augmentar la vulnerabilitat al desenvolupament d'addicció a altres substàncies, encara que en això hi influeixen molts altres factors.

Finalment, cal esmentar la possibilitat de l'aparició de *flashbacks* i de la síndrome amotivacional. El trastorn de percepció persistent per al·lucinògens és més freqüent en consumidors de drogues al·lucinògenes clàssiques, però també s'ha descrit en una minoria de consumidors de cànnabis. La síndrome amotivacional s'ha descrit en consumidors de dosis altes durant un període prolongat de temps, i es caracteritza per una pèrdua d'energia i abúlia amb una important limitació de les activitats habituals. S'ha relacionat amb els canvis funcionals en l'activitat de l'escorça frontal i en la substància blanca que produeix la droga. És una entitat observable en la clínica que sol remetre amb l'abstinència aproximadament en un mes, tot i que no en tots els casos. Encara avui es debat sobre la validesa diagnòstica de la síndrome amotivacional, amb hipòtesis alternatives sobre si es tracta de trets de personalitat premòrbids en un subgrup de consumidors o de simptomatologia depressiva.

- ***Sistema cardiovascular.*** El consum de cannabinoides produeix un increment de la freqüència cardíaca que és dosi-dependent i existeix la possibilitat que es pateixi un infart de miocardi o un ictus a causa de l'estimulació continuada de l'activitat cardíaca.

Tanmateix, a llarg termini es desenvolupa tolerància a aquest efecte i en consumidors crònics de quantitats elevades s'ha observat la presència de bradicàrdia (menys de 60 batecs per minut). En persones amb patologia vascular o cardíaca prèvia, el consum pot precipitar arrítmies greus amb una sola dosi, i la probabilitat augmenta amb el consum repetit. S'estima que el risc dels consumidors de patir mortalitat per causa cardiovascular és 4,2 vegades superior en aquells amb una freqüència d'ús setmanal o superior.

- ***Sistema immunològic.*** Els efectes mitjançats especialment per l'acció sobre els receptors CB2 han evidenciat, en investigació preclínica, que els cannabinoides produeixen canvis de tipus immunomodulador en la funció de les cèl·lules del sistema immunològic. A dosis baixes, els cannabinoides inhibeixen la funció de les cèl·lules citotòxiques endògenes com les *natural killer*, els limfòcits T citotòxics i els macròfags, tot i que no s'ha demostrat que aquesta immunosupressió causi més infeccions en la persona. L'evidència científica indica una alteració en el sistema immunològic que, si es manté a llarg termini, pot definir-se com a immunosupressió. Això incrementa el risc de desenvolupar tumors benignes i diversos tipus de càncer, com el de testicles en homes. Com a exemple, una investigació recent, àmplia i longitudinal, ha relacionat el consum de cànnabis amb càncers de cap i coll. En general, però, els estudis haurien de controlar la via d'administració, ja que les dades provenen de persones que majoritàriament fumen, i com s'ha vist amb la nicotina, la suma d'elements perjudicials que existeixen en la combustió i el fum va més enllà de la pròpia substància psicoactiva i s'haurien de diferenciar.

- ***Sistema digestiu.*** La presència de receptors cannabinoides CB1 al tracte gastrointestinal sustenta que el consum de cànnabis influeixi en aquest sistema. El cànnabis modifica la regulació de la motilitat intestinal, ja que l'estimulació dels receptors CB1 redueix el reflex de contracció de la musculatura llisa i la pressió d'expulsió durant la fase de buidatge, amb un efecte global inhibidor del peristaltisme digestiu. En aquest efecte trobem el fonament de l'acció antiemètica del cànnabis. La influència dels cannabinoides en la motilitat intestinal es relaciona amb el risc que es produeixin invaginacions intestinals, que consisteixen en el lliscament d'una part de l'intestí dins d'una altra (com a manera d'un telescopi). Les invaginacions en fases inicials no comporten una patologia orgànica, però són un risc per a l'obstrucció intestinal amb conseqüències greus. La mínima sospita d'això o la presència de molèsties gastrointestinals en consumidors requereix indicar a la persona que abandoni el consum, advertint-la dels greus riscos que corre si no ho fa.

  La *síndrome d'hiperèmesi cannabinoidea*, que pateixen algunes persones consumidores cròniques, és una alteració caracteritzada per episodis recurrents de vòmits incoercibles, nàusees i dolor abdominal que cedeixen amb banys d'aigua calenta. A nivell clínic es coneix que la síndrome sol tenir una fase prodròmica de mesos o anys, en què la persona té nàusees matinals i dolor abdominal. Els pacients solen augmentar el consum per alleujar la simptomatologia, tot i que l'únic que aconsegueixen és agreujar-la i passar a la fase d'hiperèmesi. En aquesta fase, de major gravetat, apareixen episodis de vòmits de forma cíclica i amb una durada d'entre 24 i 48 hores. A aquests s'hi suma la conducta compulsiva de realitzar banys o dutxes d'aigua calenta que mitiguen el quadre simptomàtic. La simptomatologia de la síndrome desapareix completament després de l'abandonament del consum i reapareix si aquest es reprèn.

- ***Altres sistemes.*** El consum de THC produeix alteracions en el sistema reproductor a través de la seva acció sobre l'activitat de l'eix hipotalàmic-hipofisiari, amb una hipofunció de les hormones sexuals. En homes existeix un descens de la producció de testosterona, així com del nombre i la mobilitat dels espermatozoides. En relació amb el risc de desenvolupar tumors, s'ha observat un increment important del risc de tumors de testicle en consumidors de cànnabis que, a més, es relaciona amb l'inici precoç i continuat del consum. En dones, el cicle menstrual s'escurça en durada, existeix un descens dels nivells d'andrògens i un augment de la prolactina que, si és greu, pot resultar en galactorrea. A més, el descens o la supressió de l'alliberament de l'hormona luteïnitzant, que és el motiu de l'afectació de la testosterona en homes, dificulta o impedeix poder quedar-se embarassada en el cas de les dones.

  Els efectes sobre el sistema respiratori del cànnabis se centren en l'ús de la via d'administració inhalada i són els mateixos que el consum de tabac. Les cigarretes de marihuana contenen els mateixos elements, excepte la nicotina que de vegades també s'hi afegeix, inclòs el monòxid de carboni i múltiples substàncies cancerígenes. El consum de porros produeix increments superiors en la concentració de carboxihemoglobina que el tabac, ja que es fuma sense filtre, amb inhalacions llargues i profundes i amb una temperatura de combustió superior a la del tabac. El consum crònic de cànnabis s'ha associat a bronquitis, laringitis, asma i emfisema, així com a una alta incidència de broncopneumònies. Alguns treballs han trobat una major incidència de càncer pulmonar en fumadores de cànnabis, si bé es requereixen més estudis, ja que hi ha dades que no observen relació.

Possibilitats terapèutiques dels cannabinoides

Un dels aspectes a favor de la legalització del cànnabis és el seu potencial terapèutic per a diferents trastorns. Aquí ens referirem a l'ús mèdic de components del cànnabis, naturals o sintètics, en preparats farmacèutics que han superat els requisits d'investigació preclínica i clínica per ser aprovats i registrats com a fàrmacs. És a dir, han demostrat la seva eficàcia i seguretat mitjançant la via d'administració i posologia (dosi i pauta d'administració) que s'han estudiat.

Hi ha diversos agonistes i antagonistes cannabinoides en fases d'investigació preclínica o clínica precomercialització, i molts altres han vist interromput el seu estudi, ja sigui per manca d'efectivitat o pels efectes adversos no assumibles. Un exemple és el rimonabant, un antagonista dels receptors cannabinoides que va estar comercialitzat fins que es va retirar per la incidència de trastorns psiquiàtrics que provocava en els pacients. Una línia actual de recerca en les primeres fases d'assaigs clínics és el desenvolupament de fàrmacs candidats que s'uneixin a llocs específics dels receptors CB1 sense bloquejar l'acció dels agonistes però sí, selectivament, les vies de senyalització que activa el THC quan actua sobre ells.

Actualment hi ha quatre preparats farmacèutics comercialitzats amb cannabinoides, disponibles en nombrosos països, inclosa Espanya (vegeu la taula 16):

- Dronabinol, el principi actiu del qual és THC sintètic per a ús oral. Disposa de dues presentacions per a administració oral: Marinol® en càpsules i Syndros® en solució oral.

- Nabilona és un cannabinoide sintètic, anàleg estructural del THC (Cesamet®, Canemes®), que presenta una major selectivitat pels receptors CB1 que el THC. Les seves accions farmacològiques s'assemblen a les del THC, però amb efectes més potents i duradors. Es presenta per via oral en càpsules d'1 mg, amb una dosi màxima recomanada de 6 mg al dia, i a Espanya es prescriu com a medicació estrangera en farmàcia hospitalària.

- Nabiximols, una combinació d'extractes de fulles i flors de *Cannabis sativa* amb una barreja a parts iguals de THC (27 mg/ml) i CBD (25 mg/ml) o nabiximols (Sativex®). Es presenta com a solució per a polvorització bucal.

Principi actiu	Nom comercial	Dosi
Dronabinol*	Marinol®, Syndros®	5-40 mg/dia
Nabilona**	Canemes®, Cesamet®	1-6 mg/dia
Nabiximols (THC + CBD)***	Sativex®	1-12 polvoritzacions
CBD (99 %) + THC (1 %)	Epidyolex®	5 mg/kg-25 mg/kg

*THC sintètic. **Anàleg sintètic THC, més potent i durador. A Espanya es prescriu com a medicació estrangera en farmàcia hospitalària. ***Mescla extractes de THC i CBD (cannabidiol) en la mateixa proporció. En tots els casos es recomana dosificació individualitzada segons necessitat del pacient.

Taula 16. Fàrmacs comercialitzats amb principis actius cannabinoides, naturals o sintètics, noms comercials i rang de dosi terapèutica recomanada.

- Preparat amb un 99 % de cannabidiol (CBD) i una quantitat inapreciable inferior a l'1 % de THC (Epidyolex®) d'origen vegetal. Es presenta en solució per a administració oral, dosificada segons el pes del pacient. Conté etanol com a excipient, en una proporció aproximada del 10 %. També es pot administrar mitjançant sonda nasogàstrica o de gastrostomia per a administració intestinal, si així es requereix. Té una afinitat molt baixa pels receptors cannabinoides i no té acció psicotròpica; el seu efecte terapèutic es deu a altres mecanismes d'acció. Entre les dianes sobre les quals actua, destaquen els receptors TRPV1 de la capsaïcina, implicats en la nocicepció de la temperatura i d'irritants químics, o el 5-HT_{1A}.

La prescripció de cannabinoides, naturals o sintètics, no es considera actualment un tractament de primera línia per a cap de les indicacions mèdiques en què poden ser útils. Quan es recorre a ells, és perquè ha fracassat la resposta terapèutica o existeixen clares contraindicacions als altres fàrmacs disponibles. Les sis indicacions aprovades juntament amb el fàrmac cannabinoide a utilitzar són:

1. Espasticitat per lesió de la medul·la espinal o per esclerosi múltiple (nabiximols). La fortalesa de l'evidència és moderada per a aquestes indicacions i la millora en els espasmes musculars referida pels pacients és molt limitada en les puntuacions objectives clíniques.
2. Dolor crònic de tipus neuropàtic que no respon a altres tractaments (nabiximols). La fortalesa de l'evidència és moderada, l'efecte sobre el dolor és estadísticament significatiu respecte al placebo.

3. Epilèpsia infantil resistent al tractament. Indicació del CBD (Epidyolex®) com a coadjuvant amb l'antiepilèptic clobazam o altres, per al tractament de la síndrome de Lennox-Gastaut, la síndrome de Dravet i l'esclerosi tuberosa en infants majors de dos anys. L'Agència Europea del Medicament (EMA) ha reconegut aquest fàrmac com a medicament orfe per a aquestes patologies, en considerar que totes són molt greus i sense tractament satisfactori actualment. La fortalesa de l'evidència és moderada.
4. Nàusees i vòmits secundaris al tractament amb quimioteràpia per al càncer, sense resposta a altres antiemètics (dronabinol i nabilona). S'han desenvolupat pocs assaigs clínics i la fortalesa de l'evidència és feble.
5. Pèrdua de la gana en l'anorèxia o caquèxia –desnutrició extrema– en fases terminals de diverses malalties i en persones amb VIH/sida (dronabinol i nabilona). La fortalesa de l'evidència també és feble per a aquesta indicació i no és efectiva per estimular la gana en l'anorèxia nerviosa i la caquèxia per càncer.
6. Analgèsic com a tractament pal·liatiu en pacients amb càncer avançat i dolor moderat o greu que no respon a la dosi màxima tolerada d'opioides (nabiximols). La fortalesa de l'evidència és actualment insuficient i es requereixen més assaigs clínics, però està aprovat per la confluència en aquests pacients d'altres trastorns que sí tenen la indicació reconeguda.

L'ús de cannabinoides s'ha explorat com a possible neuroprotector i antiinflamatori intestinal (colitis ulcerosa o malaltia de Crohn), així com per al tractament d'altres patologies com el glaucoma, la síndrome de Gilles de la Tourette i les discinèsies induïdes pel tractament de la malaltia de Parkinson. La figura 22 recull les indicacions actualment

Cannabinoides: indicacions aprovades

No és un tractament de primera línia, prescripció en cas de fracàs de la resposta terapèutica o clares contraindicacions als altres fàrmacs disponibles

Evidència moderada (nabiximols)

Antiespasmòdic	Espasticitat per lesió de la medul·la espinal o per esclerosi múltiple
Analgèsic	Dolor crònic de tipus neuropàtic
Antiepilèptic	Síndrome de Lennox-Gastaut, síndrome de Dravet i esclerosi tuberosa en infants majors de 2 anys (CBD, fàrmac orfe)

Evidència feble (dronabinol, nabilona)

Antiemètic	Nàusees i vòmits secundaris a la quimioteràpia per al càncer
Antianorexigen	Pèrdua de gana en l'anorèxia o caquèxia en fases terminals de malalties (per ex., sida)

Evidència insuficient (nabiximols)

Analgèsic	Dolor moderat o greu en pacients oncològics sense resposta a la dosi màxima tolerada d'opioides

Cannabinoides: indicacions no aprovades

Evidència insuficient. Assaigs clínics sense dades positives o amb problemes metodològics

Neuroprotector i antiinflamatori	Trastorns neurològics degeneratius i malalties inflamatòries intestinals
Antihipertensiu	Glaucoma
Trastorns motors	Síndrome de Tourette, discinèsies induïdes pel tractament del Parkinson
Trastorns mentals i demències	Estrès posttraumàtic, trastorns del son, trastorns depressius, agitació en demència

Figura 22. Indicacions aprovades de preparacions farmacèutiques amb components cannabinoides, el seu nivell d'evidència i algunes indicacions no aprovades per evidència insuficient que encara s'estan estudiant el 2025.

aprovades dels cannabinoides i algunes en estudi que poden progressar en el futur.

En el cas dels trastorns mentals, s'ha proposat la seva utilitat en el trastorn per estrès posttraumàtic (TEPT), trastorns del son i trastorns depressius. També s'ha suggerit la possible utilitat de la nabilona com a sedant en pacients amb demència que presenten agitació, labilitat i simptomatologia psicòtica. Aquests fàrmacs s'han proposat com a possibles tractaments per als trastorns per consum de cànnabis i altres substàncies, com ara la cocaïna, que actualment no disposen de tractaments específics ni per a l'abstinència ni per a la deshabituació. Tot i que alguns pacients informen de beneficis clínics de l'ús de cànnabis o preparats amb cannabinoides per a totes aquestes patologies, les dades dels assaigs clínics no han estat gaire positives o hi ha aspectes metodològics que, a dia d'avui, obliguen a afirmar que la fortalesa de l'evidència és insuficient. No obstant això, com es veurà, en el cas dels trastorns per dependència al cànnabis, la seva utilització mostra resultats superiors a molts altres fàrmacs provats.

7
Tractament farmacològic dels trastorns per consum

En aquest capítol s'exposaran els principals fàrmacs utilitzats en el tractament dels trastorns per consum de drogues que s'han desenvolupat, amb èmfasi en aquells amb indicació reconeguda i pràctica basada en l'evidència de la seva utilitat. S'agruparan en tres apartats segons la necessitat d'abordatge atenent la situació de la persona consumidora. El primer, d'abstinència, que en el procés terapèutic s'anomena fase de desintoxicació, i el segon, de dependència, que cobreix la fase terapèutica de deshabituació, la qual, a nivell de tractament farmacològic, sol ser menys exigent i pot requerir o no l'ús de medicació. Finalment, es detalla la intoxicació produïda habitualment pel consum de quantitats elevades de droga o per circumstàncies pròpies de la persona.

Alcohol

A la taula 17 es resumeixen les opcions de tractament farmacològic per als trastorns per consum d'alcohol d'abstinència, dependència i intoxicació que es desenvolupen a continuació.

Abstinència (desintoxicació)

És molt recomanable el maneig farmacològic de la fase d'abstinència, ja que es produeix un estat d'hiperexcitació del SNC en què poden aparèixer crisis convulsives greus (entre 24-72 hores) i/o un estat confús-oníric conegut com a *delirium tremens* (entre 72-96 hores), juntament amb una important hipofuncionalitat dopaminèrgica. Els fàrmacs que s'utilitzen per haver demostrat eficàcia i seguretat en les condicions de maneig que es detallen tot seguit són els següents:

Clometiazol (Distraneurine®) és un sedant, depressor del SNC, que ha demostrat tolerància creuada amb l'alcohol, per la qual cosa és un tractament eficaç per a la fase de desintoxicació. El seu ús disminueix el risc d'alta prematura en pacients ingressats, possiblement per les seves propietats psicoactives que actuen com a reforç positiu. Tot i això, presenta nombroses interaccions amb el consum d'alcohol que poden ser mortals i problemes de tolerància, de manera que és poc segur en pautes ambulatòries. A més, està contraindicat en casos d'insuficiència hepàtica i en persones d'edat avançada. La pauta posològica consisteix en uns set o nou dies de tractament, amb dosi ajustada a la gravetat previsible de l'abstinència. A la taula 18 es presenta la pauta habitual de desintoxicació amb clometiazol per a una gravetat previsible d'abstinència moderada.

Alcohol	
Abstinència (desintoxicació)	• Clometiazol (Distraneurine®) • Antipsicòtics: tiaprida (Tiaprizal®) • Benzodiazepines: diazepam, lorazepam, clonazepam, clordiacepòxid • Antiepilèptics: carbamacepina, valproat, topiramat, oxcarbamacepina, pregabalina • Suplements vitamínics complex B
Dependència (deshabituació)	• Interdictors: disulfiram (Antabus®), cianamida càlcica • Acamprosat (Campral®) • Antagonistes opioides: naltrexona (Revia®, Tranalex®). Nalmefè (Selincro®) amb consum Trastorns secundaris i patologia dual: antipsicòtics, antidepressius (ISRS), reguladors humor, ansiolítics, etc. Precaució interaccions
Intoxicació	Sense tractament específic. Cures de suport: oxigen, sèrum glucosat 5% (i.v.), tiamina (i.m.)

Taula 17. Opcions de tractament farmacològic per als trastorns per consum d'alcohol d'abstinència, dependència i intoxicació.

Tiaprida (Tiaprizal®) és un fàrmac antipsicòtic de primera generació amb un mecanisme d'acció basat en l'antagonisme dels receptors dopaminèrgics D2. Té capacitat per pal·liar el tremolor essencial, disminueix el risc d'aparició d'al·lucinacions i evita l'agitació, tot i que el seu efecte ansiolític és discret i no té poder anticonvulsiu. El seu ús en la desintoxicació resulta eficaç i segur, i cal destacar-ne la baixa capacitat hepatotòxica i de depressió del centre respiratori. La incidència d'efectes extrapiramidals associats a l'antagonisme funcional dopaminèrgic és reduïda, però hi ha risc d'aparició de discinèsia tardana. La pauta posològica consisteix en uns vuit dies de tractament (vegeu la taula 18).

Benzodiazepines. Representen l'alternativa més eficaç en el tractament hospitalari i també poden utilitzar-se en les crisis convulsives. L'ús de benzodiazepines de vida mitjana llarga evita les fluctuacions plasmàtiques i assegura un millor control simptomàtic, tot i que també s'associen a efectes sedatius majors. Les més utilitzades són el diazepam (30-80 mg/dia), lorazepam (3-15 mg/dia), clonazepam (2-8 mg/dia) i clordiazepòxid (15-200 mg/dia), tot i que, en general, l'eficàcia entre elles no difereix. Si hi ha patologia hepàtica, és im-

Dies de tractament	Clometiazol (càpsules 192 mg)	Tiaprida (comprimits 100 mg)
1	3-3-4	3-2-3
2	3-3-3	2-2-3
3	3-2-3	2-1-3
4	2-2-3	1-1-3
5	1-1-3	1-1-2
6	1-1-2	1-1-1
7	1-1-1	1-0-1
8	1-0-1	0-0-1
9	0-0-1 o suprimir	suprimir

Taula 18. Pauta de tractament habitual de l'abstinència d'alcohol amb clometiazol i tiaprida per a una gravetat previsible moderada.

portant optar per les de semivida més curta com el lorazepam. En tots els casos, cal considerar-ne la capacitat addictiva, l'efecte depressor respiratori i que potencien els efectes de l'alcohol.

El tractament amb benzodiazepines no ha de superar els 7-12 dies d'ús. No es recomana allargar-ne l'administració, ja que, si bé són eficaces, existeix el risc de desenvolupar dependència –major en persones amb TCA– i d'inducció enzimàtica. A més, també poden incrementar-se els símptomes depressius, la sedació i les alteracions psicomotores. Existeix el risc que la persona esdevingui un «bevedor sec», entès com el trastorn en què se substitueix l'alcohol per la benzodiazepina.

Antiepilèptics. El seu ús resulta efectiu tant per controlar els símptomes d'abstinència com per al tractament de les convulsions. La carbamazepina en dosis de 800 mg/dia ha demostrat ser eficaç, i es pot utilitzar una pauta fixa de 200 mg cada 6 hores durant els primers tres dies i després reduir progressivament durant 3-6 dies més. La carbamazepina no té tolerància creuada amb l'alcohol, per la qual cosa pot disminuir el desig de beure en cas de perllongar el tractament durant més dies o de fer-lo en un àmbit ambulatori. També s'han utilitzat amb bons resultats altres antiepilèptics com el valproat, oxcarbazepina, topiramat i pregabalina. Aquesta última, a més, amb un efecte ansiolític destacable.

Finalment, en el tractament de l'abstinència a l'alcohol és imprescindible realitzar un control electrolític i una hidratació adequada del pacient, tant si es duu a terme amb hospitalització com de manera ambulatòria. A més, és recomanable iniciar la suplementació amb vitamines del complex B i, segons el cas, amb altres que pugui necessitar específicament la situació de malabsorció del pacient.

Dependència (deshabituació)

Interdictors. La seva finalitat consisteix a dissuadir i prevenir el consum, cobrir els primers estadis de l'abstinència i reforçar la decisió de mantenir-se'n allunyat. L'interdictor no és en si mateix un tractament i no suprimeix el desig de consumir alcohol. En cas d'optar per prescriure'n un, caldrà mantenir-ne l'ús durant gran part de la fase de deshabituació. El seu mecanisme d'acció consisteix a interferir en el metabolisme de l'alcohol mitjançant la inhibició de l'aldehid deshidrogenasa (ALDH), la qual cosa impedeix l'oxidació de l'acetaldehid a acetat. Això produeix un augment de l'acetaldehid, l'activitat tòxica del qual és responsable de la síndrome acetaldehídica, també anomenada xoc acetaldehídic, amb signes i símptomes similars a la intolerància a l'alcohol (figura 11).

Disulfiram (Antabus®) es va introduir a la clínica l'any 1947, és el més utilitzat i es disposa d'una àmplia experiència en el seu maneig. La síndrome acetaldehídica apareix als 10 o 15 minuts d'haver ingerit una beguda alcohòlica i dura entre 45 i 90 minuts. En algunes circumstàncies pot perllongar-se algunes hores. El disulfiram, molt liposoluble, es conserva a l'organisme durant sis a deu dies aproximadament, de vegades més. S'han observat reaccions acetaldehídiques fins i tot cinc o sis dies després d'interrompre la seva administració. La dosi recomanada de disulfiram (comprimits de 250 mg) és de mig comprimit dues o tres vegades al dia, suficient per aconseguir l'anomenat efecte semàfor.

La cianamida càlcica (Colme®, la comercialització de la qual està anul·lada a Espanya) genera una reacció molt similar a la del disulfiram, tot i que la seva acció només es manté entre 24 i 48 hores després d'interrompre el tractament i presenta un risc més elevat d'hepatotoxicitat. Tot plegat fa que el seu ús quedi més restringit a l'àmbit hospitalari.

L'ús dels interdictors té com a objectiu donar suport a l'abstinència absoluta, sempre amb una informació adequada per al pacient i els seus familiars. Això redueix la tensió, l'ansietat i les actituds reactives de la família i del propi pacient. Fora d'una estructura psicoterapèutica, no tan sols resulta inútil sinó perjudicial, especialment si no s'informa correctament dels possibles efectes adversos davant el consum d'alcohol, i del fet que, segons la legislació vigent d'etiquetatge –en molts països–, les begudes etiquetades com sense alcohol poden contenir fins a 1,20 graus d'alcohol i provocar manifestacions lleus però evidents. Només les cerveses etiquetades com a 0,0 no contenen alcohol. A més, determinats preparats farmacèutics (gotes, xarops, col·lutoris, ampolles begudes, etc.) poden contenir etanol com a excipient.

Acamprosat (Campral®) és un fàrmac eficaç per promoure l'abstinència alcohòlica, actuant com a agent *anticraving* a mitjà i llarg termini. El seu mecanisme d'acció modula l'activitat dels sistemes de neurotransmissió gabaèrgic i glutamatèrgic. L'acció gabaèrgica contraresta l'efecte depressor de l'alcohol i normalitza l'activitat d'aquest sistema. El seu antagonisme sobre els receptors NMDA redueix la hiperexcitació del glutamat durant l'abstinència i en períodes posteriors del tractament. És un fàrmac sense risc d'abús ni propietats hipnòtiques, ansiolítiques o relaxants musculars.

La dosi indicada d'acamprosat és d'entre 1.400 i 2.000 mg/dia, repartida en tres preses, i calen set dies de pauta inicial per assolir nivells terapèutics. Els efectes adversos més freqüents són de tipus gastrointestinal (especialment diarrea) o dermatològics. No s'ha d'administrar en cas d'insuficiència hepàtica greu ni renal, ni durant l'embaràs o la lactància.

Naltrexona (Revia®, Tranalex®, Mysimba®) és un antagonista competitiu dels receptors opioides, de llarga durada i actiu per via oral. Una dosi de 50 mg/dia té la capacitat d'antagonitzar la major part dels efectes subjectius i objectius dels opiacis i en prevé la dependència física. És una estratègia farmacològica útil en el tractament de l'alcoholisme, ja que els efectes reforçadors i plaents de l'alcohol estan influïts pels opioides endògens. La naltrexona evita l'activació dopaminèrgica al sistema mesolímbic de l'alcohol o l'efecte reforçador després del consum i el *craving.* La seva eficàcia és similar a la de l'acamprosat.

Els beneficis del tractament amb naltrexona es poden mantenir fins a sis mesos després d'interrompre'l, tot i que aquest període és insuficient per avaluar l'evolució i el risc de recaiguda els pacients alcohòlics, s'ha vist que pot ser un coadjuvant eficaç dels tractaments psicosocials. La dosi habitual que es prescriu és de 50 mg/dia, i els efectes adversos més freqüents són nàusees, cefalees i ansietat. Existeix risc d'hepatotoxicitat amb dosis elevades.

Nalmefè (Selincro®) és un modulador del sistema opioide autoritzat per a la reducció del consum d'alcohol en persones adultes amb dependència, que mantenen un consum d'alt risc, sense símptomes físics d'abstinència i que no requereixen una desintoxicació immediata. Aquest fàrmac s'utilitza a demanda, és a dir, cada dia que la persona percebi risc de consum. La pauta recomanada és d'un comprimit entre 1 i 2 hores abans del moment del consum. Pot provocar reaccions adverses, en general lleus o moderades, sent les més freqüents: nàusees, mareig, insomni i cefalea.

Els antidepressius inhibidors selectius de la recaptació de serotonina (ISRS) s'han plantejat com una opció de tractament de la deshabituació, partint del fet que el sistema serotoninèrgic modula la conducta de consum i redueix de forma indirecta l'activitat dopaminèrgica, així com l'estat d'ànim, l'ansietat i els impulsos. Tanmateix, els resultats de l'administració dels ISRS són inconsistents i el seu benefici es limita a persones amb comorbiditat psiquiàtrica de depressió o ansietat. En aquests casos s'ha observat que els ISRS augmenten els dies d'abstinència i redueixen les recaigudes. En canvi, l'ús dels antiepilèptics topiramat i gabapentina és recomanat per l'APA, ja que han demostrat utilitat en la reducció del consum d'alcohol i en el manteniment de l'abstinència. Com a reguladors de l'humor, poden afegir beneficis en la simptomatologia comòrbida dels pacients.

La història natural dels TCA obliga a extremar la prudència en els diagnòstics de comorbiditat psiquiàtrica. Es recomana un període d'abstinència d'entre tres i sis mesos per avaluar la patologia dual. Molta simptomatologia present a l'inici (ansietat, angoixa, pànic, depressió, etc.) es redueix o fins i tot desapareix en cessar el consum. Tanmateix, cal un diagnòstic diferencial per determinar si la comorbiditat és primària o secundària ja que, si és primària, no tractar-la dificulta l'abordatge i pot posar en perill el pacient. L'ús de psicofàrmacs (antipsicòtics, antidepressius, reguladors de l'humor, ansiolítics, etc.) pot ser necessari en ambdós casos, segons el tipus de trastorn comòrbid. L'elecció s'ha de fer amb especial atenció a les contraindicacions i precaucions addicionals que presenti el pacient per causa del TCA. Aquesta recomanació és extensible a altres TCS.

Intoxicació

No hi ha un tractament específic per gestionar un quadre d'intoxicació etílica. L'abordatge consisteix en cures de suport orientades a controlar la simptomatologia, lleu o greu segons la dosi ingerida, mentre l'organisme metabolitza l'alcohol. Per exemple, per evitar la hipotèrmia, cal mantenir el pacient abrigat. És important assegurar la hidratació, i si la situació és greu, administrar sèrum glucosat al 5 % per via intravenosa. En persones alcohòliques cròniques, es fa servir prèviament vitamina B1 intramuscular que, juntament amb la glucosa, ajuda a evitar danys al SNC i redueix el risc d'encefalopatia. En cas de problemes respiratoris, pot caldre administrar oxigen i, en casos greus, ventilació assistida. Si hi ha agitació psicomotriu no relacionada amb la dosi ingerida, pot requerir-se l'administració de benzodiazepines d'acció ràpida com el midazolam. En intoxicacions letals, com en infants o persones amb patologia hepàtica, de forma excepcional es recorre a l'hemodiàlisi per augmentar la taxa d'eliminació d'alcohol. Sempre s'han d'incloure avaluacions neurològiques, i pot ser necessari l'ús de tècniques com l'electroencefalografia o la neuroimatge per explorar la possible presencia de traumatismes i altres complicacions.

Heroïna

A la taula 19 es resumeixen les opcions de tractament farmacològic per als trastorns per consum d'heroïna en les fases d'abstinència, dependència i intoxicació/sobredosi, que es desenvolupen a continuació. El maneig clínic és extensible als trastorns provocats pel consum d'altres opioides com la morfina.

Heroïna, morfina	
Abstinència (desintoxicació)	• Agonistes opioides: metadona (Eptadone®, Metasedin®, Misyo®), buprenorfina (v.s.: Budival®), buprenorfina + naloxona (Suboxone®, Zubsolv®) • Agonistes alfa-2 adrenèrgics: clonidina (Catapresan®), guanfacina (Intuniv®), lofexidina (Lucemyra®) • Coadjuvants: benzodiazepines, antipsicòtics
Dependència (deshabituació)	• Programes de manteniment agonistes opioides: metadona, buprenorfina, buprenorfina + naloxona • Programes de manteniment antagonistes opioides: naltrexona (Revia®, Tranalex®, Mysimba®) Trastorns secundaris i patologia dual: segons el cas com en alcohol i precaució interaccions
Intoxicació	• Antagonistes opioides (antídot). Naloxona (i.v., i.m., v.s.) i v.n. (Nixoyd®). Nalmefè (només v.o.)

Taula 19. Opcions de tractament farmacològic per als trastorns per consum d'heroïna d'abstinència, dependència i intoxicació/sobredosi. El maneig clínic és extensible als trastorns provocats pel consum d'altres opioides com la morfina.

Abstinència (desintoxicació)

El tractament de desintoxicació o retirada d'opioides és només un primer pas, però l'èxit del procés terapèutic depèn en gran part d'un maneig clínic adequat. No es recomana limitar-se a la desintoxicació, ja que això comporta riscos com la mort per sobredosi o la recaiguda, en comparació amb els tractaments de manteniment a llarg termini basats en l'evidència científica.

La decisió sobre quin tipus de desintoxicació emprar, tant pel que fa als fàrmacs com a la modalitat (ingrés o ambulatori), ha de ser personalitzada, tenint en compte les característiques del pacient i l'experiència clínica de l'equip terapèutic. L'objectiu serà reduir de manera segura els símptomes aguts d'abstinència i facilitar la incorporació del pacient a un programa de tractament a llarg termini. L'elecció d'un fàrmac opioide amb un maneig mèdic conegut i una vida mitjana més llarga que la de la droga consumida es basa en el fenomen de tolerància creuada.

Metadona (Eptadone®, Metasedín®, Misyo®), dimetilamino-6-difenil-4,4-heptanona-3, és el fàrmac d'elecció i el que compta amb més evidència clínica. La metadona és un potent agonista opioide sintètic, amb acció preferent sobre els receptors μ i efectes similars a la morfina, amb una activitat analgèsica intensa. També té acció antagonista sobre els receptors glutamatèrgics NMDA. Està disponible per via oral (amb bona absorció) i parenteral (intravenosa i intramuscular), i presenta una vida mitjana llarga, cosa que implica risc d'acumulació.

La desintoxicació amb metadona requereix estabilitzar el pacient amb una dosi que s'incrementa progressivament fins que la retirada de l'heroïna no provoqui símptomes. Sol ser d'uns 30 mg/dia. A partir d'aquí, hi ha dues possibles pautes a seguir:

- Desintoxicació completa: es subministra metadona durant 21 dies en dosis decreixents fins a aconseguir l'abstinència sense simptomatologia.
- Desintoxicació a llarg termini: la reducció de la dosi de metadona es fa de manera molt més gradual durant un període de sis mesos.

Buprenorfina. Opioide semisintètic que combina els mecanismes d'acció agonista parcial dels receptors μ i antagonista dels receptors κ. Té alta afinitat per ambdós receptors, fet que s'associa a la llarga durada dels seus efectes. Tot i que és de vint-i-cinc a cinquanta vegades més potent que la morfina, té un sostre terapèutic que es tradueix tant en una menor eficàcia com també en menys incidència d'efectes adversos.

S'administra habitualment per via sublingual, ja que ofereix una biodisponibilitat més gran (30-55 %) que la via oral (20 %). Hi ha una presentació de buprenorfina d'alliberació prolongada administrada per via subcutània setmanal o mensual (Buvidal®), per a pacients majors de 16 anys. Tot i tenir una semivida plasmàtica de tres hores, es dissocia molt lentament dels receptors opioides, cosa que fa que la durada dels efectes sigui similar a la de la metadona.

Per a la primera administració, cal esperar l'aparició dels primers símptomes d'abstinència per evitar l'aparició d'una síndrome precipitada. El temps mínim des del darrer consum és de 6 a 8 hores per a opioides d'acció curta i de mínim 24 hores per a opioides d'acció prolongada. L'ús de buprenorfina és avantatjós si posteriorment s'accedeix a un programa lliure de drogues, ja que és més fàcil de retirar que la metadona.

Per evitar l'abús potencial dels comprimits de buprenorfina (Buprex®), utilitzats habitualment amb finalitats analgèsiques, en alguns països s'utilitza la combinació amb naloxona per via sublingual (Suboxone®, Zubsolv®), que té aprovada indicació per a la dependència d'opiacis dins un abordatge mèdic, psicològic i social dels pacients.

Agonistes alfa-2 adrenèrgics. Són tres els fàrmacs utilitzats per tractar la simptomatologia d'abstinència: clonidina (Catapresan®), guanfacina (Intuniv®) i lofexidina (Lucemyra®). La lofexidina només està indicada per a l'abstinència d'opioides, a diferència de la clonidina i la guanfacina, també indicades per a altres trastorns com l'ansietat. L'activació dels receptors presinàptics de les neurones noradrenèrgiques redueix l'alliberament de noradrenalina i pot revertir l'estat d'hiperactivitat noradrenèrgica del SNC i del SNV durant l'abstinència.

Tot i ser menys potents que els agonistes opioides, els agonistes alfa-2 tenen l'avantatge de no ser percebuts com a opioides per la persona (reduint les demandes excessives i el risc d'abús) i que les dosis es calculen en funció del pes corporal, no de la quantitat de droga consumida. La clonidina és la que compta amb més experiència clínica, s'administra per via oral durant tretze dies: els deu primers amb dosi constant i els tres darrers amb una reducció del 50 %. Té limitacions en l'ús ambulatori, per la seva falta d'especificitat i possibles efectes adversos com la sedació i la hipotensió.

Benzodiazepines o antipsicòtics. L'ús de benzodiazepines com a tractament coadjuvant per a l'insomni i l'ansietat és habitual i útil. El seu ús ha de limitar-se a períodes curts, com en el cas de l'alcohol, pel risc de generar dependència. Si no són efectives o si hi ha simptomatologia psicòtica, es poden utilitzar antipsicòtics amb acció sedant potent, tot i que cal valorar-ne els possibles efectes adversos.

Finalment, és important destacar la recomanació de les guies clíniques de no limitar-se només a la desintoxicació, ja que això implica un risc de mort per sobredosi i de recaiguda. Hi ha *desintoxicacions ràpides i ultraràpides*, que es duen a terme en unitats altament especialitzades i només s'haurien de fer de manera molt excepcional. Es tracta de reduir el temps de tractament de desintoxicació a 4-5 dies en les ràpides i 24-48 hores en les ultraràpides, amb l'objectiu d'accelerar la remissió de la simptomatologia d'abstinència. Sovint combinen clonidina amb antagonistes opioides, com la naloxona amb mecanisme d'acció antagonista competitiu dels receptors μ, δ, κ i α, inactiva per via oral. També s'administren altres fàrmacs com antiemètics, antidiarreics, protectors gàstrics i anestèsics/sedants, segons les necessitats individuals del pacient.

Dependència (deshabituació)

Programes de manteniment amb agonistes opioides. Es basen en la substitució de l'opioide que genera dependència (generalment, l'heroïna) per un altre aprovat per a l'ús terapèutic, que es prescriu durant un període prolongat, sota control i criteri posològic mèdic. Aquests són:

- ***Manteniment amb metadona,*** programa indicat per a pacients majors de 18 anys amb dependència d'opioides de diversos anys d'evolució i fracassos repetits en programes lliures de drogues i tractaments de desintoxicació. De manera excepcional, pot utilitzar-se en menors. També està indicat en persones amb sida o altra patologia orgànica greu, en embarassades amb addicció a opioides i en persones amb altres patologies psiquiàtriques. En trastorns psicòtics, s'ha plantejat que la metadona podria tenir efectes terapèutics antipsicòtics. Es considera el fàrmac d'elecció en els programes de manteniment amb agonistes opioides.

Els possibles efectes adversos de la metadona durant els primers mesos de tractament són eufòria, mareig, somnolència, bradicàrdia i hipotensió, nàusees i vòmits, edemes d'extremitats inferiors, dificultats en la micció, sudoració excessiva, alteracions menstruals, problemes en el funcionament sexual i insomni. Quan es rep la dosi òptima, la metadona no sol produir ni efectes sedants ni disfòria.

- ***Manteniment amb buprenorfina o buprenorfina/naloxona,*** segueix en gran mesura les pautes especificades per al programa amb metadona, tot i que es considera de primera elecció en persones polimedicades per les seves característiques farmacològiques i per tenir moltes menys interaccions amb altres fàrmacs. En canvi, està contraindicat en embarassades pel risc d'efectes teratogènics. Un dels avantatges és que impedeix les sobredosificacions, ja que a dosis elevades produeix bloqueig opioide, motiu pel qual les guies més recents recomanen el tractament amb buprenorfina.

- ***Altres programes de manteniment,*** amb preparats farmacèutics d'opioides amb altres indicacions aprovades, com la morfina o la codeïna, podrien emprar-se basant-se en la tolerància creuada amb l'heroïna. S'ha proposat l'ús de la mateixa heroïna; tot i que alguns assaigs clínics han donat resultats positius, aquesta opció no ha prosperat prou per ser aprovada per les autoritats sanitàries.

Programes de manteniment amb antagonistes opioides. Aquests programes es proposen per a tractaments d'entre sis mesos i un any, tot i que en persones amb història de recaigudes freqüents poden allargar-se anys. També s'han plantejat tractaments molt breus o acotats a períodes d'estrès o situacions psicosocials complexes amb risc per a persones abstinents.

Un antagonista opioide utilitzat en programes de manteniment ha de ser capaç de neutralitzar els efectes euforitzants i plaents de les dosis habituals de l'agonista, sense generar dependència física ni tolerància. A més, ha de ser administrable per via oral i tenir una semivida llarga, mínim de 24 hores. La naltrexona (Revia®, Tranalex®, Mysimba®) compleix aquests requisits. El seu metabòlit principal, el 6-beta-naltrexol, també té propietats antagonistes i contribueix a l'activitat global del fàrmac.

Els efectes adversos de la naltrexona són majoritàriament lleus. Els més freqüents (més del 10 %) són digestius, com dolor abdominal, nàusees i vòmits. En alguns casos, la seva intensitat pot motivar la retirada del tractament. Menys freqüentment poden aparèixer anorèxia i restrenyiment. Pel que fa al SNC, poden aparèixer cefalees, trastorns del son, ansietat i nerviosisme, com també simptomatologia depressiva, irritabilitat i mareigs.

Són bons candidats al tractament amb antagonistes opioides els pacients més motivats, amb bon nivell educatiu, feina, estabilitat econòmica i social, casats o amb parella estable i un alt nivell d'ajust psicològic. També són bon candidats els que no consumeixen altres drogues o tenen una història de consum breu, aquells amb llargs períodes d'abstinència i recaiguda recent, o que provenen de manteniment amb metadona estabilitzats a dosis baixes. Igualment, solen tenir bona adherència aquelles persones amb situacions coercitives externes com conservar la feina o la llibertat condicional. En canvi, són motius d'exclusió: tenir menys de 18 anys, estar embarassada o en període de lactància, patir insuficiència hepàtica o hepatitis aguda, trastorns psiquiàtrics greus, policonsum amb una altra droga principal que no sigui un opioide o ús com a automedicació.

El maneig clínic amb antagonistes opioides implica tres fases:

1. *Fase d'inducció.* Inclou el període de desintoxicació, seguit de cinc (per a heroïna) o deu (per a metadona) dies lliures de la droga de dependència i l'inici de l'administració de naltrexona.
2. *Fase d'estabilització.* Dura de dues a sis setmanes amb administració de naltrexona. És la fase amb més abandonaments (entre un 40-60 %), i té una menor retenció que els programes de manteniment amb metadona. Millora la retenció si el pacient té suport psicosocial i si l'equip terapèutic és experimentat.
3. *Fase de manteniment.* A partir del segon mes de tractament continuat. És imprescindible fer seguiment de l'estat orgànic del pacient com a mínim cada sis mesos, amb exploracions físiques i controls analítics de la funció hepàtica, renal i hematològica.

Intoxicació / sobredosi

Totes les accions agudes de l'heroïna i altres opioides poden revertir-se amb fàrmacs antagonistes opioides, que competeixen amb l'acció dels agonistes sobre els receptors i els desplacen. És a dir, existeix un antídot que ha salvat moltes vides. El fàrmac considerat de primera elecció és la naloxona, disponible en presentacions en vials per a administració injectada (intravenosa, intramuscular o subcutània) o en perfusió. Després de la seva administració, cal establir vigilància intensiva mentre duri l'efecte de la substància causant de la intoxicació, i durant 24-48 hores si és metadona, per si la simptomatologia reapareix i calgués repetir l'administració.

Recentment, s'ha comercialitzat naloxona (Nixoid®) en polvoritzador per via nasal, en recipient monodosi, arran de la demanda creixent per prevenir morts per sobredosi. Aquesta, a més, es pot administrar per personal no mèdic, incloent familiars i persones cuidadores. La naltrexona comparteix mecanisme d'acció, però només està disponible en comprimits, fet que en limita molt l'ús en aquests casos.

Finalment, cal esmentar el nalmefè, també utilitzat, com s'ha vist, en la reducció del consum d'alcohol en pacients amb risc de consum elevat. El seu ús en sobredosi d'opioides es basa en el seu mecanisme d'acció antagonista dels receptors opioides μ i δ, i agonista parcial del receptor κ. En comparació amb la naloxona, té avantatges com una millor biodisponibilitat i una vida mitjana més llarga, a més de no presentar risc de toxicitat hepàtica. No obstant això, com que no està disponible en forma injectable, només pot utilitzar-se per via oral i, si aquesta via és factible, es considera opció de segona línia per motius de cost econòmic.

Cocaïna

A la taula 20 es resumeixen les opcions de tractament farmacològic per als trastorns per consum de cocaïna en les fases d'abstinència, dependència i intoxicació, que es desenvolupen a continuació.

Cocaïna, amfetamines	
Abstinència (desintoxicació)	• Benzodiazepines • Antiepilèptics • Betablocador propranolol (Sumial®)
Dependència (deshabituació)	• Disulfiram • Agonistes DA: amantadina (Amantadina level®), bromocriptina (Parlodel®), metilfenidat • Antiepilèptics: topiramat, gabapentina, pregabalina • Altres: buprenorfina amb dependència opiacis, vacunes en estudi Trastorns secundaris i patologia dual: antidepressius, antipsicòtics, metilfenidat, etc. Inici des de l'abstinència
Intoxicació	Sense tractament específic. Cures de suport i per a l'ansietat pot requerir benzodiazepines (diazepam), antipsicòtics

Taula 20. Opcions de tractament farmacològic per als trastorns per consum de cocaïna d'abstinència, dependència i intoxicació. El maneig clínic és extensible als trastorns provocats pel consum d'amfetamines.

El maneig clínic és extensible als trastorns provocats pel consum d'amfetamines.

Abstinència (desintoxicació)

L'abstinència de cocaïna i d'altres psicoestimulants potents cursa amb agitació i depressió, que sol anar seguida d'una fase letàrgica amb hipersomnolència i hiperfàgia. Després d'aquesta fase, en què es pot donar un període de son prolongat, és probable que aparegui un *craving* intens que condueixi a la recaiguda. Si es supera aquesta primera etapa, el pacient pot quedar en un estat d'anhedònia intensa, apatia i desmotivació que es reverteix si es torna a consumir la droga.

La fase de desintoxicació no té un abordatge farmacològic específic. Pot ser positiu l'ingrés del pacient en un entorn lliure de drogues, com una unitat de desintoxicació o un centre residencial especialitzat, per contenir el *craving* i la irritabilitat intensos dels primers dies i per avaluar possibles trastorns mentals associats. En pacients amb simptomatologia d'abstinència elevada, és útil un abordatge simptomàtic de curta durada amb benzodiazepines, antiepilèptics o amb l'ansiolític betablocador propranolol (Sumial®).

Si hi ha un trastorn depressiu major, que pot ser greu i amb ideació suïcida, es prescriurà medicació antidepressiva. En cas de trastorn psicòtic induït per estimulants, és recomanable iniciar tractament amb medicació antipsicòtica. En ambdós casos, el tractament s'haurà de mantenir durant la fase de deshabituació, més enllà del període de maneig de desintoxicació.

Dependència (deshabituació)

Les guies clíniques de diversos organismes i institucions conclouen que no hi ha proves suficients de l'eficàcia del tractament farmacològic per a la dependència a la cocaïna o altres estimulants com les amfetamines. En canvi, diverses intervencions psicoterapèutiques, com el reforç comunitari o la teràpia cognitivoconductual combinada amb el maneig de contingències, han demostrat eficàcia i utilitat, i es consideren de primera línia en l'abordatge clínic. És a dir, la prescripció exclusivament farmacològica comporta un risc elevat de fracàs del tractament i només s'utilitzarà si el pacient té alguna circumstància que ho requereixi, i sempre en combinació amb tractament psicoterapèutic. Amb aquesta premissa, es poden considerar alguns fàrmacs amb utilitat clínica.

Disulfiram. Si el consum de cocaïna està molt associat al consum d'alcohol, l'administració de disulfiram pot reduir considerablement o fins i tot eliminar el consum de cocaïna. Encara que no es consumeixi alcohol, també pot ser útil perquè redueix l'activitat enzimàtica de la dopamina-beta-hidroxilasa, fet que genera una acció agonista dopaminèrgica. Aquesta opció farmacològica requereix que el pacient signi un consentiment informat comprometent-se a mantenir l'abstinència absoluta de begudes alcohòliques després d'haver estat degudament informat de les conseqüències.

Agonistes dopaminèrgics. D'entre els fàrmacs estudiats destaquen l'antiparkinsonià amantadina (Amantadina level®) i la bromocriptina (Parlodel®), indicada per a la hiperprolactinèmia. No han aportat prou eficàcia i/o seguretat en el maneig del *craving*, la manca d'energia i la simptomatologia depressiva de la deshabituació. L'opció del psicoestimulant metilfenidat tampoc és efectiva, excepte si hi ha un trastorn per dèficit d'atenció amb hiperactivitat comòrbid.

Antiepilèptics. Alguns antiepilèptics nous com el topiramat, la gabapentina i la pregabalina han demostrat utilitat per reduir símptomes d'impulsivitat, ansietat generalitzada, estrès posttraumàtic o trastorns del son. Els resultats amb topiramat són els més positius en el maneig de la dependència a la cocaïna i altres psicoestimulants, probablement per la seva acció com a antagonista glutamatèrgic i agonista gabaèrgic, tot i que encara es necessita més evidència clínica.

Altres. En pacients amb dependència també d'opioides, l'administració de buprenorfina ha mostrat eficàcia per reduir el consum de cocaïna. Una línia d'investigació en les darreres dècades ha estat el desenvolupament de vacunes basades en la immunoteràpia. L'objectiu de les vacunes és que la droga no arribi al cervell i, per tant, es neutralitzi de manera efectiva la seva acció. Aquestes vacunes no són una intervenció preventiva sinó un tractament per a pacients motivats a mantenir l'abstinència. Els assaigs clínics realitzats fins ara no han mostrat prou eficàcia perquè un fàrmac amb aquest mecanisme sigui aprovat.

L'ús d'antidepressius i antipsicòtics per a la dependència a la cocaïna, com s'ha esmentat en l'abordatge de l'abstinència, queda reservat a persones amb simptomatologia depressiva o psicòtica, respectivament. L'estudi dels antidepressius, des dels clàssics tricíclics i IMAO fins als més recents (ISRS, duals, ...), no ha aportat millors resultats que el placebo en la reducció del *craving* o el manteniment de l'abstinència a la cocaïna, malgrat que teòricament els seus mecanismes podrien ser beneficiosos. Només hi ha dades positives amb l'antidepressiu mirtazapina, que ha mostrat eficàcia per reduir el consum d'amfetamines, però no s'ha obtingut el mateix amb la dependència a la cocaïna.

Intoxicació

No hi ha un antídot específic per a la intoxicació per cocaïna o amfetamines; el tractament es basa en mesures de suport, segons els símptomes mèdics i psiquiàtrics que presenti el pacient. Cal avaluar les constants vitals i monitorar l'ECG. Pel que fa a la simptomatologia psiquiàtrica, en cas d'agitació és útil l'administració de benzodiazepines, sempre que prèviament s'hagi descartat hipoglucèmia o hipòxia. Si hi ha convulsions, taquicàrdia, hipertensió o arrítmies, la benzodiazepina d'elecció és el diazepam, per la seva eficàcia i les diverses vies d'administració, incloent-hi la intravenosa. Els fàrmacs antipsicòtics només s'utilitzaran si hi ha simptomatologia psicòtica significativa, ja que existeix el risc de provocar efectes adversos extrapiramidals (parkinsonisme, acatísia, ...) i convulsions, entre altres. Això es deu a la hipersensibilitat que desenvolupen els receptors dopaminèrgics postsinàptics amb el consum crònic de cocaïna o amfetamines.

Nicotina

A la taula 21 es resumeixen les opcions de tractament farmacològic per als trastorns per consum de nicotina en les fases d'abstinència, dependència i intoxicació, que es desenvolupen a continuació. A diferència del tractament dels altres TCS exposats fins ara, en el cas de la nicotina les fases d'abstinència i dependència estan molt més difuminades, ja que en ambdues s'utilitzen els mateixos fàrmacs. Aquests s'introdueixen en la desintoxicació i es mantenen durant la deshabituació, amb una durada variable segons el fàrmac triat i les característiques i evolució de la persona durant el procés terapèutic.

Abstinència (desintoxicació)

El tractament farmacològic pot ser adequat en qualsevol nivell de dependència a la nicotina, però resulta especialment útil en persones fu-

Nicotina	
Abstinència (desintoxicació)	• Teràpia de substitució nicotínica (TSN) • Alcaloides vegetals *laburnum:* citisina (Todacitan®), citisiniclina (Recigarum®) • Bupropió (Quomem®, Zintabac®) • Vareniclina (Champix®)
Dependència (deshabituació)	• Teràpia de substitució nicotínica (TSN) • Alcaloides vegetals *laburnum:* citisina (Todacitan®), citisiniclina (Recigarum®) • Bupropió (Quomem®, Zintabac®) • Vareniclina (Champix®) • Segona línia: antidepressius (nortriptilina, fluoxetina), ansiolítics (clonidina) Trastorns secundaris i patologia dual: antidepressius, ansiolítics, reguladors de l'humor, etc.
Intoxicació	Molt infreqüent (consum nens producte TSN). Sense tractament específic, cures de suport: carbó activat, oxigen, hidratació, etc.

Taula 21. Opcions de tractament farmacològic per als trastorns per consum de nicotina d'abstinència, dependència i intoxicació.

madores amb dependència moderada o alta. La recomanació és que el tractament farmacològic es faci com a mínim juntament amb el consell sanitari i sota supervisió en persones clarament motivades per deixar de fumar. A més, s'ha demostrat que l'eficàcia augmenta si es complementa amb tractament psicoterapèutic individual i/o grupal. El quadre d'abstinència de la nicotina té una durada d'entre tres i quatre setmanes.

Les opcions farmacològiques disponibles actualment són la teràpia de substitució nicotínica, fàrmacs compostos per alcaloides vegetals extrets d'arbres del gènere *Laburnum*, l'antidepressiu dual bupropió i la vareniclina. A continuació es descriuen totes amb les seves principals característiques farmacocinètiques i farmacodinàmiques per al seu ús en el maneig de l'abstinència.

Teràpia de substitució nicotínica (TSN). Es basa en administrar nicotina per una via diferent al consum de cigarretes, en quantitat suficient per reduir els símptomes d'abstinència. Té algunes contraindicacions generals: infart de miocardi en els últims tres mesos, arrítmies cardíaques, angina inestable, MPOC, úlcera gastroduodenal activa, com també durant l'embaràs i la lactància. Els diferents mètodes són:

- ***Xiclet de nicotina,*** que allibera nicotina per via bucal (Nicokern®, Nicorette®, Nicorette freshfruit®, Nicorette ice mint®, Nicorette supermint®, Nicotinell cool mintl®, Nicotinell fruit®, Nicotinell mint®, Nicotinell regamint®, Niquitin mint®, Quitt®). El 90 % de la nicotina s'allibera durant els primers 20-30 minuts i als 15-20 minuts ja s'assoleixen nivells adequats a l'organisme. Calen uns dies d'adaptació perquè el gust dels xiclets sol resultar desagradable al començament. Es fan servir xiclets de 2 mg de nicotina en casos de dependència baixa i de 4 mg amb dependència alta. Durant almenys tres mesos s'utilitzaran tants xiclets com siguin necessaris, habitualment entre 10 i 15 al dia, amb una reducció progressiva de la dosi diària. No s'han de sobrepassar mai les 30 unitats diàries. No es recomana un ús superior als quatre mesos, tot i que es pot allargar fins als sis segons les condicions de la persona. El xiclet nicotínic està contraindicat en trastorns de l'articulació temporomandibular, problemes dentaris i inflamació orofaríngia. Entre els seus efectes secundaris hi ha les molèsties dentals, úlceres linguals o bucals, faringitis, singlot i dolor al masseter.

- ***Pegat de nicotina,*** via transdèrmica (Nicotinell®, Nicopatch®, Niquitin Clear®, Niccorette Clear®). El pegat s'aplica cada matí a la pell del braç, maluc o tronc. Mentre està fixat la nicotina s'absorbeix a través de la pell a una velocitat estable que manté nivells plasmàtics constants equivalents als perfils obtinguts quan es fuma una cigarreta cada hora. El mecanisme de subministrament consisteix a alliberar una quantitat estable de nicotina per unitat de temps i àrea superficial (uns 0,7 mg/cm^2 en 24 hores), la dosificació decreix progressivament segons quina sigui l'àrea de contacte/absorció (30 cm^2, 20 cm^2 o 10 cm^2) i segueix el patró d'administració establert en funció del grau d'addicció. Hi ha presentacions de 24 o 16 hores de durada, el pegat es retirarà el dia següent en el primer cas i el mateix dia abans d'anar a dormir en el segon.

  Se'n recomana la utilització durant 8 o 10 setmanes, segons es fumin menys o més de 10 cigarretes al dia, respectivament. La pauta per al de 24 hores consisteix en 21 mg durant les sis primeres setmanes, 14 mg les dues següents i 7 mg les dues darreres (durada de 10 setmanes). En el cas del pegat de 16 hores, la pauta és per a les sis primeres setmanes de 14 mg i les dues restants de 7 mg. Es recomana el pegat de 24 hores als fumadors que s'aixequen a la nit o estan sotmesos a torns de treball, si bé té més risc de produir insomni que el de 16 hores. No es recomana prolongar el tractament més enllà de les 13 setmanes.

  L'ús de pegat està contraindicat en malalties dermatològiques generalitzades. Els efectes adversos més freqüents són picor, eritema o lleuger edema al lloc d'aplicació i, amb menys freqüència, cefalees, trastorns de la visió, nàusees, diarrees i trastorns del son. La majoria d'efectes remet a mesura que avança el tractament. Un inconvenient de l'ús de la via transdèrmica és que l'alliberament de nicotina és lent i progressiu i no produeix la satisfacció immediata de la cigarreta.

- ***Esprai nasal*** (Nicotrol®), la persona pot instil·lar 0,5 o 1 mg de nicotina a cadascuna de les seves fosses nasals tantes vegades com vulgui, sense sobrepassar una dosificació de cinc dosis a l'hora (5 mg de nicotina) i 40 dosis al dia (40 mg de nicotina). Amb això s'aconsegueixen uns pics de nicotina a la sang venosa perifèrica als 5 minuts de la instil·lació similars als del consum de cigarretes i de forma més ràpida que amb el xiclet. L'eficàcia de l'esprai nasal de nicotina ha quedat demostrada (al voltant del 26 %) i el seu ús està indicat quan es requereixen nivells alts de nicotina de manera immediata, cosa que ho fa altament indicat en pacients amb dependència elevada. L'única contraindicació específica és la presència de malalties de les fosses nasals. Entre els seus efectes adversos hi ha la irritació de la mucosa nasal, rinitis, esternuts, tos, llagrimeig i obstrucció nasal. Tot i això, aquests solen atenuar-se després d'uns dies de tractament. A hores d'ara no es troba establerta la recomanació sobre la durada que ha de tenir el tractament amb esprai nasal de nicotina.

- ***Inhalador bucal*** (Nicorette Bucomist®), basat en la constatació que la nicotina es pot absorbir a partir de cigarretes que no generen fum, l'inhalador bucal satura l'aire amb nicotina abans que sigui inhalat. D'aquesta manera s'aconsegueixen nivells de nicotina en sang venosa perifèrica de forma ràpida, per la qual cosa està indicat quan calen nivells alts i ràpids de nicotina en sang i en persones fumadores que acostumen a manejar la cigarreta entre els llavis o entre els dits ja que l'inhalador té certa capacitat substitutòria. Els estudis realitzats troben un índex d'abstinència del 15 % fent servir l'inhalador bucal a l'any de seguiment. L'única contraindicació d'ús és la hiperreactivitat bronquial, i els efectes adversos són la irritació de coll i la tos que, si apareixen, persisteixen mentre dura el tractament. Es recomana una posologia d'entre 6 i 16 cartutxos al dia i una durada del tractament de tres mesos amb una retirada posterior d'entre 6 i 12 setmanes. També sembla que és efectiu en teràpies de reducció tabàquica.

- ***Tabletes sublinguals i comprimits orals*** (Nicorette®, Nicotinell®, Niquitin®), preparats dissenyats per dissoldre's lentament a la boca durant uns 20-30 minuts. El perfil d'absorció i la dosi alliberada de nicotina són molt similars als del xiclet de 2 mg i l'inhalador, presentacions amb què comparteixen els principals avantatges i inconvenients comentats. Un avantatge sobre el xiclet és que es poden utilitzar en pacients amb problemes temporomandibulars.

Alcaloides vegetals, procedents dels arbres del gènere *Laburnum.* Tot i que fa dècades que es coneixien aquestes propietats, la seva comercialització com a fàrmacs per a l'abstinència de la nicotina és recent. Hi ha dos compostos, molt similars excepte en la presentació. Són:

- ***Citisina*** (Todacitan®). El seu principi actiu és un alcaloide vegetal present a les llavors dels arbres del gènere *Cytisus laburnum*, d'estructura química similar a la nicotina. Agonista parcial selectiu dels receptors nicotínics del subtipus $\alpha4\beta2$ de l'acetilcolina, competeix amb la nicotina i la desplaça gradualment. Indicada per al tractament de la dependència i la reducció de l'ansietat a la manca de nicotina per a persones fumadores disposades a deixar de fumar. S'ha aprovat per al seu ús en adults més grans de 18 anys que fumin almenys 10 cigarretes al dia i que hagin fet almenys un intent d'abandonar el consum l'últim any. El tractament consisteix en 100 comprimits que es prenen durant 25 dies. La posologia consisteix en un comprimit cada 2 hores fins a un màxim de sis del primer al tercer dia, un comprimit cada 2,5 hores fins a un màxim de cinc del quart al dotzè dia, un comprimit cada 3 hores amb un màxim de quatre del tretzè al setzè dia, un comprimit cada 5 hores fins a un màxim de tres del dissetè al vintè dia i, finalment, un o dos comprimits els darrers cinc dies. Cal deixar de fumar el cinquè dia d'haver iniciat el tractament. La taula 22 resumeix la posologia de tractament amb citisina. En cas de fracàs, es pot repetir un nou cicle de tractament transcorreguts dos o tres mesos.

  És un fàrmac segur, amb precaucions en pacients que pateixin cardiopaties, problemes vasculars, úlcera gàstrica o duodenal, hipertiroïdisme, diabetis i esquizofrènia. També caldrà prestar atenció als pacients amb antecedents de trastorns mentals, especialment depressió. Les dones en edat fèrtil amb possibilitat de quedar-se embarassades han de fer servir mètodes anticonceptius eficaços mentre duri el tractament. Els

Dies de tractament	Posologia en 12 h (1 comprimit = 1,5 mg)	Dosi màxima dia
1 - 3	1 cada 2 hores	6 comprimits
4 - 12 (5 cessa consum)	1 cada 2,5 hores	5 comprimits
13 - 16	1 cada 3 hores	4 comprimits
17 - 20	1 cada 5 hores	3 comprimits
21 - 25	1 o 2 al dia	2 comprimits

Taula 22. Pauta de tractament amb alcaloides vegetals (citisina i citisiniclina) per a l'abstinència i dependència de nicotina en fumadors, majors de 18 anys, disposats a deixar de fumar.

efectes adversos més comuns (un o més de cada 10 pacients) són l'augment de la gana i el pes, mareigs, irritabilitat, canvis d'humor, ansietat, taquicàrdia, hipertensió, sequedat de boca, diarrea, nàusees, restrenyiment, erupció cutània, trastorns del son, i dolor muscular i fatiga. Molts d'aquests efectes poden ser deguts realment al cessament del consum de nicotina.

- ***Citisiniclina*** (Recigarum®), el principi actiu de la qual és un altre alcaloide vegetal present en les llavors dels arbres del gènere *Laburnum*, amb mecanisme d'acció molt similar a la citisina. La diferencia és que es presenta en un blíster calendaritzat per seguir de manera òptima la posologia i millorar l'adherència (taula 22). Tant la posologia, com les precaucions i reaccions adverses molt freqüents se superposen a les de la citisina.

Bupropió (Quomem®, Zintabac®), fàrmac amb indicació antidepressiva si es manegen dosis més elevades de les que s'indiquen per abandonar la dependència a la nicotina. El mecanisme d'acció és l'agonisme funcional dels sistemes noradrenèrgic i dopaminèrgic, mitjançant el bloqueig dels transportadors de membrana per al neurotransmissor. La pauta de tractament s'inicia amb 150 mg al dia durant els primers sis dies, i el setè passa a dues dosis de 150 mg separades entre elles almenys per vuit hores. El tractament es comença una o dues setmanes abans del dia fixat per abandonar el consum per aconseguir uns nivells plasmàtics estables del fàrmac a l'organisme, és preferible deixar de fumar la segona setmana. S'aconsella mantenir el tractament entre 7 i 12 setmanes, encara que es pot prolongar especialment si coexisteix un diagnòstic de depressió.

Les concentracions màximes de bupropió en plasma arriben a les dues o tres hores després de l'administració. El metabolisme hepàtic és intens, originant quatre metabòlits actius amb una vida mitjana bifàsica (30 % a les 6 hores i 70 % a les 14 hores) i l'eliminació renal. Té una tolerància bona, encara que està contraindicat en individus amb tumors al SNC, cirrosi hepàtica, epilèpsia o antecedents de convulsions, amb trastorns bipolars i trastorns d'ansietat, així com amb diagnòstic present o passat d'anorèxia o bulímia i en pacients amb retirada brusca de l'alcohol o benzodiazepines. Els efectes adversos freqüents són insomni, cefalea, nàusees, excitació o estimulació excessiva, sequedat de boca i disminució de pes lleu. Es requereixen precaucions en pacients amb malalties cardiovasculars i amb insuficiència renal o hepàtica. Afegir pegat de nicotina al tractament amb bupropió augmenta la seva efectivitat, amb dades al voltant del 30 % de cessació a l'any de seguiment.

Vareniclina (Champix®, Chantix® a EUA), un agonista parcial del receptor nicotínic del subtipus $\alpha 4\beta 2$ amb eficàcia demostrada. El seu mecanisme d'acció consisteix a ocupar el lloc de nicotina al receptor nicotínic $\alpha 4\beta 2$, per al qual té una afinitat més gran, que pal·lia els símptomes de retirada i bloqueja l'efecte de recompensa si el pacient fuma. Es va retirar del mercat el 2021 a causa de la detecció d'impureses (nitrosamines) en el procés de producció, havent estat reintroduïda el 2024 després de resoldre el problema.

El tractament s'inicia d'una a dues setmanes abans de deixar de fumar, i la pauta d'administració habitual és de 0,5 mg un cop al dia (matí) durant els dies 1-3, 0,5 mg dues vegades al dia (matí i nit) durant els dies 4-7 i del vuitè dia fins al final del tractament, 1 mg dues vegades al dia. Es recomana 12 setmanes de tractament, tot i que es pot considerar un tractament addicional d'altres 12 setmanes en pacients que han aconseguit deixar de fumar al final del primer període. La vareniclina sembla ser la millor opció quan hi ha afectació cognitiva important durant la retirada de la nicotina.

Les concentracions màximes de vareniclina en plasma s'obtenen a les tres o quatre hores, amb una semivida d'aproximadament 24 hores, un metabolisme mínim i eliminació renal. Els *efectes secundaris* inclouen insomni, cefalea, nàusees, flatulències, restrenyiment i dispèpsia, somnis anormals i augment de la gana. Pautar un increment gradual de la dosi, fins i tot superior a l'estàndard, redueix la freqüència i la intensitat dels efectes secundaris. Es recomana prendre precaucions si hi ha insuficiència renal greu.

La vareniclina es pot combinar amb altres tractaments; afegir nicotina oral durant les primeres setmanes en pacients amb elevada simptomatologia d'abstinència i risc de recaiguda, així com en aquelles persones preocupades per guanyar pes millora l'efectivitat. També coadministrar vareniclina i bupropió, per obtenir beneficis combinats d'ambdós mecanismes d'acció, millora la taxa d'abstinència a curt i mig termini, però no a llarg termini.

Altres tractaments. S'estan estudiant vacunes nicotíniques, mitjançant l'ús d'anticossos específics per a la nicotina. L'objectiu d'una vacuna seria evitar que la nicotina actuï sobre receptors nicotínics que utilitzin un complex proteïna-nicotina capaç de generar anticossos que formen una molècula massa gran per creuar la barrera hematencefàlica. En els animals d'experimentació i els assaigs clínics de precomercialització, s'ha demostrat que això redueix l'alliberament de dopamina en el sistema de reforç i l'activitat de la nicotina en altres zones cerebrals. Els candidats a l'ús d'aquestes vacunes serien persones fumadores molt motivades a cessar el consum, amb una actitud positiva envers les vacunes i amb intents fallits previs l'abandonament. Els resultats són prometedors, però la quantitat necessària d'anticossos al cos encara no s'ha obtingut per a una eficàcia i seguretat adequades tant a curt com a llarg termini.

Dependència (deshabituació)

En aquesta fase és possible continuar utilitzant tots els fàrmacs detallats per a l'abstinència, en monoteràpia o combinats, amb dosis i freqüència reduïdes segons el cas. El tractament psicoterapèutic o, com a mínim, el seguiment sanitari és fonamental per ajudar a gestionar el *craving* i evitar les recaigudes. Si es produeix una recaiguda després d'un tractament farmacològic, es valorarà si el pacient està motivat i, si no ho està, s'intentarà un abordatge motivacional perquè reprengui el tractament. En aquest cas serà important l'ús de farmacoteràpia, que segons les circumstàncies individuals pot consistir en repetir el mateix tractament, complementar-lo o canviar-lo per un altre. El pacient valorarà positivament que, després del fracàs, se li proposi una modificació.

Hi ha alguns fàrmacs que actualment es consideren de segona línia, ja que el seu mecanisme d'acció no és específic com el dels fàrmacs anteriorment presentats i el seu ús és merament simptomàtic. A més, l'elecció de la seva prescripció mèdica es farà si els tractaments de primera línia estan contraindicats o no han estat eficaços, ja que la deshabituació tabàquica queda fora de les indicacions autoritzades *(off-label)*. Entre els fàrmacs antidepressius, el tricíclic nortriptilina és el que ha mostrat millors resultats. L'eficàcia de la nortriptilina és similar a la de la TSN i el bupropió, i mostra una seguretat adequada, tot i que poden aparèixer efectes adversos com sedació, mareig i, en persones amb malaltia coronària, risc d'arrítmies. Les dades sobre l'ús dels ISRS no són gaire positives, excepte per a la fluoxetina, que pot ser útil en pacients –en especial dones– que no deixen de fumar per por d'augmentar de pes.

L'ansiolític adrenèrgic alfa clonidina és un fàrmac amb eficàcia reconeguda en el control de la hipertensió arterial; s'ha mostrat, però, més eficaç que el placebo en la deshabituació tabàquica, en especial en el sexe femení. No obstant això, la possible aparició d'efectes adversos limita el seu ús, que queda restringit a pacients amb fracassos previs en altres opcions terapèutiques i amb clínica de simptomatologia ansiosa significativa.

La presència d'altres trastorns mentals, siguin secundaris o primaris –com trastorns depressius, psicòtics o altres TCS–, ha de ser avaluada amb cura. En el maneig del trastorn per consum de nicotina, sovint es minimitza l'exploració de la salut mental en comparació amb el protocol que se segueix per altres drogues, com l'alcohol o la cocaïna. Aquest fet es veu agreujat perquè gran part del maneig mèdic es duu a terme en atenció primària i no especialitzada. Un dels factors que dificulten la deshabituació és la manca d'un abordatge integral que promogui l'adherència al tractament i el manteniment de l'abstinència. Que el tractament pugui ser ambulatori no vol dir que no hi hagi una addicció greu ni possibilitat de complicacions.

Intoxicació

La majoria de persones amb dependència a la nicotina regulen el seu consum i no arriben a ingerir una quantitat que provoqui intoxicació. Davant dels primers símptomes de malestar (mareig, ...), que poden aparèixer amb un augment del consum o en condicions corporals desfavorables, solen deixar de consumir i no progressen cap a un quadre d'intoxicació. Els casos d'intoxicació es donen sobretot en infants que han ingerit algun producte de teràpia substitutiva accessible a la llar, com ara xiclets o comprimits. Dosis d'entre 1 o 2 mg de nicotina poden resultar tòxiques en aquests casos.

El pronòstic depèn de la quantitat ingerida i de la rapidesa amb què es rep tractament mèdic. Els símptomes predominants són còlics abdominals i vòmits, agitació i inquietud, palpitacions, respiració ràpida o dificultosa, cremor bucal i babeig, mal de cap, contraccions i dolor muscular, sensació de debilitat. Si l'assistència mèdica és ràpida, en la majoria de casos es produeix una recuperació sense complicacions ni seqüeles. Tot i que dosis molt elevades de nicotina poden provocar convulsions o, potencialment, la mort, això és molt infreqüent.

L'abordatge mèdic consisteix a avaluar i vigilar les constants vitals de la persona, amb èmfasi en la pressió arterial, la freqüència cardíaca i respiratòria i la temperatura. Pot ser útil fer analítiques de sang i orina, ECG i radiografia de tòrax. Si hi ha simptomatologia, s'actuarà segons les necessitats del cas. Així, la persona pot necessitar administració de carbó activat per via oral, que facilita l'absorció de la nicotina i en redueix els efectes aguts. Si hi ha problemes respiratoris, s'administrarà oxigen o fins i tot un suport més intensiu com intubació o respiració assistida. Sovint es necessita hidratació, que pot ser per via intravenosa, i si hi ha afectació cardiovascular, es requerirà medicació simptomàtica específica.

Al·lucinògens clàssics (LSD) i drogues de síntesi (MDMA)

A la taula 23 es resumeixen les opcions de tractament farmacològic per als trastorns per consum d'al·lucinògens clàssics i de drogues de síntesi (derivats de les amfetamines, com la MDMA) en les fases d'abstinència, dependència i intoxicació, que es desenvolupen a continuació.

LSD

Abstinència (desintoxicació)

No s'escau el tractament farmacològic, ja que no existeix una síndrome d'abstinència associada a aquestes substàncies. Quan una persona

Al·lucinògens clàssics i drogues de síntesi*	
Abstinència (desintoxicació)	No procedeix, no hi ha síndrome d'abstinència a aquestes substàncies
Dependència (deshabituació)	Abordatge psicoterapèutic, sense fàrmac específic. Psicofàrmacs per a trastorn mental secundari que no remet o primari, segons simptomatologia: • Antipsicòtics atípics • Antidepressius. Cautela amb ISRS, risc inici o intensificació *flashbacks* i menor resposta consumidors MDMA • Ansiolítics
Intoxicació	Diagnòstic diferencial, pot remetre sense fàrmacs amb acompanyament pacient. Símptomes greus: • Psiquiàtrics: benzodiazepines (diazepam), antipsicòtics típics (haloperidol) • Drogues de síntesi, maneig: hipertèrmia, deshidratació, alteració cardiovascular i muscular

*Derivats d'amfetamines.

Taula 23. Opcions de tractament farmacològic per als trastorns per consum d'al·lucinògens clàssics, com l'LSD, i de drogues de síntesi, derivats de les amfetamines com la MDMA, d'abstinència, dependència i intoxicació.

consumidora habitual deixa de consumir, pot aparèixer un quadre depressiu-ansiós que, segons la intensitat simptomàtica, es valorarà l'ús d'un fàrmac antidepressiu i ansiolític.

Dependència (deshabituació)

En aquests trastorns, l'abordatge psicoterapèutic és essencial, ja que no hi ha fàrmacs específics per tractar la dependència. Es poden utilitzar psicofàrmacs si cal, segons la presència d'un trastorn mental secundari que no remet o primari, i segons la intensitat de la simptomatologia. Per al tractament de trastorns psicòtics es recomana escollir un antipsicòtic atípic pel seu mecanisme d'acció serotoninèrgic, davant dels típics que no el tenen. Igualment, poden indicar-se antidepressius i ansiolítics, normalment benzodiazepines, en cas de trastorns depressius i d'ansietat.

Intoxicació

Les persones poden arribar a urgències amb símptomes d'hiperactivació simpàtica (hipertèrmia, hipertensió, taquicàrdia), canvis perceptius i simptomatologia psiquiàtrica, entre la qual destaquen l'agitació, l'ansietat i símptomes psicòtics. Els anomenats «mals viatges» acostumen a anar acompanyats de símptomes intensos d'ansietat i, fins i tot, de crisis de pànic. En casos excepcionals, la intoxicació pot cursar amb *delirium*, considerat una categoria diagnòstica independent. Sempre que sigui possible, cal fer un diagnòstic diferencial amb altres substàncies que poden provocar simptomatologia similar (com els psicoestimulants) i amb la síndrome d'abstinència alcohòlica. Les exploracions complementàries, incloses les proves analítiques per detectar la substància o els seus metabòlits, són útils per fer un diagnòstic acurat. Tot i ser molt poc freqüent, la intoxicació greu pot comportar canvis en la capacitat de coagulació de la sang amb risc d'hemorràgies i la possibilitat d'evolucionar cap al coma i l'aturada respiratòria.

L'eliminació progressiva de la substància millora gradualment la simptomatologia i, malgrat la seva espectacularitat, en la majoria de casos la remissió és completa i sense seqüeles en poques hores. És essencial acompanyar i tranquil·litzar el pacient, i si cal es pot administrar tractament farmacològic simptomàtic. Habitualment s'utilitzen benzodiazepines per a reaccions agudes de pànic, ansietat o disfòria, i antipsicòtics només en cas de reaccions psicòtiques greus amb desorganització mental de més de 24 hores. En aquests casos l'elecció serà un antipsicòtic típic d'acció sedant, es recomana haloperidol i no clorpromazina pel risc de provocar convulsions. Si la simptomatologia psicòtica no és greu, pot no requerir medicació o ser suficient l'administració de benzodiazepines com diazepam.

MDMA

Abstinència (desintoxicació)

Tampoc no s'escau el tractament farmacològic, ja que no hi ha síndrome d'abstinència associat a la MDMA, igual que en altres drogues de síntesi derivades de les amfetamines. En persones consumidores esporàdiques que experimentin un estat de baixada latent o ressaca, es recomana la ingesta d'algun suplement amb triptòfan per promoure la síntesi de serotonina i compensar el dèficit d'aquest sistema neurotransmissor, responsable de gran part de la simptomatologia. El triptòfan s'ha de prendre quan apareix la ressaca i no com a possible mètode preventiu. En casos de consumidors habituals que deixen el consum, pot aparèixer un quadre depressiu-ansiós de major intensitat simptomàtica, que pot prolongar-se durant setmanes. Es valorarà la necessitat d'introduir algun fàrmac antidepressiu i ansiolític, amb mecanisme d'acció agonista serotoninèrgic, per pal·liar la simptomatologia.

Dependència (deshabituació)

No existeix cap fàrmac específic per tractar la dependència de la MDMA o altres drogues de síntesi, l'abordatge necessari és psicoterapèutic i, idealment, hauria d'incloure teràpia tant individual i grupal com familiar, com en altres trastorns per consum de substàncies. En general, el procés pot fer-se de manera ambulatòria, tot i que en grans consumidors amb patologies mèdiques greus o trastorn dual pot ser recomanable un ingrés hospitalari o en un centre especialitzat en addiccions. S'utilitzaran psicofàrmacs si són necessaris, en funció de la presència de trastorns mentals secundaris persistents o primaris i de la intensitat simptomàtica. Com amb l'LSD, per al maneig farmacològic dels trastorns psicòtics es recomana escollir un antipsicòtic atípic amb mecanisme d'acció serotoninèrgic. També poden prescriure's antidepressius i ansiolítics per als trastorns depressius i d'ansietat. Caldrà ajustar les dosis, ja que la resposta als ISRS i altres fàrmacs serotoninèrgics pot requerir més dosis degut a l'existència de disfunció serotoninèrgica. Els trastorns del son importants poden requerir una benzodiazepina hipnòtica o un hipnòtic no benzodiazepínic.

Intoxicació

Les dosis tòxiques o potencialment mortals de la MDMA no estan establertes, ja que són molts els factors que influeixen en el risc d'intoxicació d'una persona que consumeix. La simptomatologia psiquiàtrica d'ansietat o psicòtica pot remetre sense necessitat de medicació, però segons la gravetat i l'estat de la persona pot ser necessària l'administració d'una benzodiazepina o un antipsicòtic sedant, amb un criteri similar al comentat en la intoxicació per al·lucinògens clàssics.

Els símptomes més comuns d'intoxicació d'MDMA són resultat de la sobreestimulació simpàtica amb augment de la pressió arterial, taquicàrdia o bradicàrdia (reflex), midriasi, sudoració, sequedat de boca, nàusees i vòmits. A més, pot haver hipertèrmia, tremolors, engarrotament i moviments anormals de la mandíbula, tensió muscular, bruxisme i nistagme horitzontal. Com s'ha comentat, la hipertèrmia i la deshidratació són dos efectes amb rics de produir trastorns greus que, si no són atesos a les urgències hospitalàries, poden desencadenar un desenllaç fatal o deixar seqüeles greus en diversos òrgans. En nombrosos casos, la intoxicació pot presentar una síndrome serotoninèrgica, caracteritzada per almenys tres dels següents símptomes: confusió, febre, tremolors, diaforesi, atàxia, hiperreflèxia, mioclònies o diarrea. El tractament immediat i adequat de la intoxicació sol tenir un bon pronòstic.

El maneig amb pacients amb toxicitat aguda inclou suport mèdic, tractament simptomàtic i prevenció de possibles complicacions derivades de la hipertèrmia, alteracions cardiovasculars o danys del teixit muscular en òrgans (rabdomiòlisi). La hipertèrmia es pot controlar amb antitèrmics per via intravenosa com paracetamol (Gelocatil®, una de les moltes denominacions comercials) o metamizol (Nolotil®) afegint-hi hidratació. També pot ser eficaç el refredament intensiu submergint en aigua la persona si la pujada de temperatura deriva en un cop de calor. L'administració d'oxigen serà necessària per pal·liar una demanda metabòlica excessiva i una sedació adequada per al bloqueig neuromuscular. El tractament farmacològic de les alteracions autonòmiques, quan calgui, es realitza amb fàrmacs d'acció curta atès que els efectes de la droga poden canviar ràpidament. En alguns casos greus d'intoxicació l'atenció és multidisciplinària, amb suport vital en una unitat de cures intensives.

Cànnabis

A la taula 24 es resumeixen les opcions de tractament farmacològic per als trastorns per consum de cànnabis d'abstinència, dependència i intoxicació que es desenvolupen a continuació.

Cànnabis	
Abstinència (desintoxicació)	• Agonistes cannabinoides per v.o.: dronabinol, nabilona, nabiximols (CBD + THC) i THC natural • Antiepilèptics (gabapentina, pregabalina) • N-acetilcisteïna (modulador glutamatèrgic, antioxidant i antiinflamatori)
Dependència (deshabituació)	Seguir tractament d'abstinència, si cal, a dosi decreixent: • Dronabinol útil per al *craving* i l'adherència Trastorns secundaris i patologia dual: ansiolítics (buspirona), antidepressius, antipsicòtics, etc. • Vareniclina, en fumadors, disminueix el *craving*
Intoxicació	Sense tractament específic. Cures de suport i si requereix per quadre agut: • Benzodiazepines (diazepam, midazolam) • Antipsicòtics • Carbó actiu (infants i adults consum v.o.)

Taula 24. Opcions de tractament farmacològic per als trastorns per consum de cànnabis d'abstinència, dependència i intoxicació.

Abstinència (desintoxicació)

Aconseguir l'abstinència en el trastorn per consum de cànnabis és el primer pas, mai fàcil com en totes les drogues, però que pot ser encara més complicat en aquest cas. El motiu de consulta i demanda sol estar relacionat amb problemes de rendiment acadèmic, salut mental o dificultats socials, més que pel consum en si. Això també passa en menors, on fins i tot la família o tutors poden justificar i minimitzar el consum com una pràctica normal de tots els joves. Un cop detectat el diagnòstic de consum, caldrà aplicar diverses tècniques inicials d'abordatge com l'entrevista motivacional, mètodes informatius i psicoeducatius amb la finalitat d'aconseguir que el pacient –i els seus tutors si és menor– accepti el compromís de ser tractat del seu trastorn per consum de cànnabis.

La fase de tractament de l'abstinència en la majoria dels casos pot fer-se en règim ambulatori, especialment si és el primer intent i hi ha suport social. La decisió d'ingrés hospitalari o residencial es valorarà en casos de pacients amb fracassos de tractaments previs i de complicacions mèdiques o psiquiàtriques, tant si són secundàries al consum com per patologia dual.

La síndrome d'abstinència té similituds amb la del tabac. Té una simptomatologia intensa i molt variable, incloent irritabilitat, agressivitat, inquietud, nerviosisme, insomni, ansietat, disfòria, anorèxia, sensació de fred, tremolors, mal de cap i abdominal. Entre els símptomes vegetatius destaca la possible aparició de sudoració, nàusees, diarrea, canvis en la freqüència cardíaca i en la tensió arterial. És important avaluar la probabilitat que la persona pateixi una abstinència amb molta interferència simptomatològica, ja que pal·liar-la facilitarà l'adherència al tractament.

No hi ha un tractament farmacològic específic per a l'abstinència del cànnabis; l'elecció del fàrmac es basa en actuar a nivell simptomàtic en funció de l'estat del pacient. Cal tenir en compte la tolerància creuada que el cànnabis desenvolupa amb altres substàncies depressores del SNC com els opioides, les benzodiazepines i els barbitúrics que s'aconsella evitar per no manejar dosis augmentades com caldria. Entre la diversitat de fàrmacs que s'han estudiat, els resultats més positius han estat obtinguts amb l'administració d'agonistes cannabinoides, un abordatge similar al dels trastorns per consum d'opiacis o de nicotina. L'administració és per via oral, i el dronabinol és el preferent (30-40 mg/dia) ja que la nabilona es pot utilitzar, però la prescripció en tractament ambulatori es complica en tractar-se de medicació estrangera en farmàcia hospitalària. També hi ha la possibilitat d'utilitzar THC natural i preparats amb CBD com el combinat nabiximols o Epidyolex®, que actualment són motiu d'assajos clínics per explorar-ne l'eficàcia i la seguretat.

Altres fàrmacs que s'han fet servir amb algunes evidències positives són els antiepilèptics gabapentina i pregabalina, pels mateixos motius que resulten útils en el maneig terapèutic del TCA. L'antidepressiu nefazodona, amb una acció potent sedant, també és una opció eficaç als països que estigui disponible, ja que a Espanya es va retirar per l'aparició de casos d'hepatoxicitat a dosis antidepressives. L'N-acetilcisteïna, un modulador glutamatèrgic, aprovat com a mucolític i útil en sobredosi amb risc de toxicitat de fàrmacs per la seva activitat antioxidant i antiinflamatòria, s'està investigant com a opció en una diversitat de trastorns mentals. Entre ells el consum de cànnabis, havent-se recollit evidència positiva que, no obstant, requereix més investigació.

Dependència (deshabituació)

Actualment el tractament psicoterapèutic en pacients sense comorbiditat d'un altre trastorn mental és l'abordatge indicat a la fase de deshabituació. La teràpia cognitivoconductual, amb èmfasi en els aspectes motivacionals i de maneig de contingències per a la prevenció de recaigudes resulta essencial. També la teràpia familiar, encara que no imprescindible, és útil en el cas dels adolescents. Si s'ha introduït alguna prescripció farmacològica per a l'abstinència, com els agonistes cannabinoides, s'hi pot seguir a dosi decreixent el temps que es consideri necessari. Hi ha evidència que el dronabinol no només és útil per a la simptomatologia d'abstinència sinó també per al *craving* i que millora l'adherència al tractament.

La combinació de tractament psicoterapèutic i farmacològic pot ser necessària tant en trastorns secundaris com primaris. Es prescriuran ansiolítics (s'ha suggerit la buspirona), antidepressius o antipsicòtics, segons el cas. Un estudi amb pacients que també consumien nicotina on l'ús de vareniclina va evidenciar la disminució del consum, de la sensació agradable associada al consum i del *craving* de cànnabis.

Intoxicació

El tractament de la intoxicació aguda en tots els casos és simptomàtic, ja que no hi ha un antídot específic. Els símptomes més freqüents d'intoxicació són similars als efectes farmacològics aguts, i és poc habitual la presència de desorientació, confusió, i fins i tot despersonalització i coma. Si no hi ha complicació simptomàtica, pot ser suficient acompanyar i tranquil·litzar la persona. La majoria d'intoxicacions de THC, fins i tot greus, no solen posar en perill la vida de la persona.

Els motius més freqüents de consultes per intoxicació són l'aparició de crisis d'ansietat o de pànic, deliris i, amb menys freqüència, psicosis agudes. En aquestes situacions sí que es requereix atenció urgent i la prescripció de fàrmacs per controlar la simptomatologia. Els quadres d'ansietat responen bé a l'administració de benzodizepines, hi ha bona experiència amb l'ús diazepam, per via oral o intravenosa, i de midazolam per via intramuscular. Si el pacient té una psicosi aguda o induïda, després de la primera estabilització simptomàtica cal aconseguir que aquest accedeixi a tractament de la seva dependència ja que és l'única opció perquè es produeixi la remissió. A les psicosis induïdes per cànnabis, la persona presenta molta inquietud i agressivitat, simptomatologia maníaca o hipomaníaca que després d'una setmana d'abstinència inicia una millora ràpida. El diagnòstic diferencial amb la psicosi de qualsevol altra etiologia no és fàcil, encara que la presència d'al·lucinacions auditives i simptomatologia positiva sol ser menor. El tractament coincideix amb independència de l'etiologia i requereix l'administració d'un fàrmac antipsicòtic. Es valorarà l'hospitalització, que en una majoria de casos permet assegurar l'abstinència i és una mesura efectiva de contenció que evita complicacions com les autolesions o heterolesions, inclòs el suïcidi.

Els casos d'intoxicació en infants són molt poc freqüents i acostumen a ser deguts a la ingesta oral de productes que els pares tenien a casa. La intoxicació en aquests casos pot ser més greu i complicar-se amb estupor, atàxia, coma, hipotensió i hipotèrmia. L'administració de carbó activat per disminuir els efectes aguts és útil i es recomana que romanguin ingressats per a un seguiment adequat de l'evolució i la resolució de l'episodi d'intoxicació. El carbó actiu també es fa servir en adults que hagin fet consum per via oral i que mostrin una afectació més enllà dels efectes farmacològics aguts habituals.

Bibliografia

Adan, A. & Prat, G. (2023). *Psicofarmacología. Bases neurofuncionales, acciones y terapéutica.* Barcelona: Marge Médica Books.

Aguilar, A., Caamaño, M., Martín, F.R. & Montejo, M.C. (2014). *Biofarmacia y farmacocinética.* 2a edició. Barcelona: Elsevier.

Ahmad, S. (2023). *Kaplan & Sadock manual de bolsillo de tratamiento psicofarmacológico.* 8a edició. Barcelona: Wolters Kluber.

American Psychiatric Association (2002). *Manual diagnóstico y estadístico de los trastornos mentales IV edición.* Text revisat (DSM-IV-R). Barcelona: Masson.

American Psychiatric Association (2022). *Guía de consulta de los criterios diagnósticos del DSM-5-TR.* Arlington: American Psychiatric Association.

American Psychiatric Association (2024). *DMS-5-TR. Casos clínicos.* Madrid: Editorial Médica Panamericana.

American Psychiatric Association (2024). *Manual diagnóstico y estadístico de los trastornos mentales: texto revisado* (DSM-5-TR). Madrid: Editorial Médica Panamericana.

Baile Ayensa, J. I. & Rueda Extremera, M. (2023). *Introducción a la psicofarmacologia clínica.* Madrid: Centro de Estudios Financieros.

Becoña, E. & Cortés, M. (Eds.) (2011). *Manual de adicciones para psicólogos especialistas en psicología clínica en formación.* Barcelona:

Socidrogalcohol. http://www.pnsd.msc.es/Categoria2/publica/pdf/ManualAdiccionesPires.pdf

Bellocchio, L., Inchingolo, A. D., Inchingolo, A. M., Lorusso, F., Malcangi, G., Santacroce, L., Scarano, A., Bordea, I. R., Hazballa, D., D'Oria, M. T., Isacco, C. G., Nucci, L., Serpico, R., Tartaglia, G. M., Giovanniello, D., Contaldo, M., Farronato, M., Dipalma, G., & Inchingolo, F. (2021). Cannabinoids drugs and oral health-from recreational side-effects to medicinal purposes: A systematic review. *International Journal of Molecular Sciences, 22(15)*, 8329.

Bobes, J., Casas, M. & Gutiérrez, M. (Eds). (2020) *Manual de trastornos adictivos.* 3a edició. ADAMET.

Bobes, M.T., Florez, G., Seijo,P. & Bobes, J. (2019). ¿Mejora la CIE-11 los propósitos epidemiológicos y nosológicos de los trastornos mentales, del comportamiento y del desarrollo? *Adicciones, 31*, 183-188.

Bravo, M.F. & López-Cánovas, F.J. (2018). *Manual de Psicofarmacología para profesionales de la salud mental.* Madrid: Ed. Síntesis.

Bruneau, J., Ahamad, K., Gover, M-E., Poulin, G., Selby, P., Fisher, B., Wild, T.C. & Wood, E. (2018). Management of opioid use disorders: a national clinical practice guideline. *Canadian Medical Association Journal, 190,* E247-257.

Carrera, I., Alfonzo, L. & Ferreira, A. (2023). Patología dual. Recomendaciones para la mejora de calidad del proceso asistencial. Madrid: Ed. Médica Panamericana.

Colado, M.I., Farré, M. Leza, J.C. & Lizasoain, I. (2023). *Drogodependencias.* 4ª edición. Madrid: Editorial Médica Panamericana.

Colon-Ribera, H., Aoum, E. G. & Vaezazizi, L.M. (2023). *Psiquiatría de las adicciones. Revisión integral.* Barcelona: Elsevier.

Global Commision on Drug Policy (2019). *Classification of psychoactive drugs: when science was left behind.* http://www.globalcommissionondrugs.org/reports/classification-psychoactive-substances

Cuenca, E. & Álamo C. (2012). *Glosario de psicofarmacología y ciencias implicadas.* Madrid: Universidad de Alcalá de Henares, Servicio de Publicaciones.

De Gregorio, D., Aguilar-Valles, A., Preller, K. H., Heifets, B. D., Hibicke, M., Mitchell, J. & Gobbi, G. (2021). Hallucinogens in mental health: Preclinical and clinical studies on LSD, psilocybin, MDMA, and ketamine. *Journal of Neuroscience, 41(5), 891–900.*

Escohotado, A. (1999). *Historia general de las drogas.* 7a edició. Madrid: Alianza.

European Union Drug Agency (2024). *Frequently asked questions (FAC): therapeutic use of psychedelic substances.* https://www.euda.europa.eu/publications/frequently-asked-questions-faq/faq-therapeutic-use-psychedelic-substances_en

el-Guebaly, N., Carrà, G., Galanter, M. & Baldacchino, A.M., (Eds.). (2021). *Textbook of addiction treatment.* Cham: Springer Nature Switzerland.

Flórez, J., Armijo, J.A. & Mediavila, A. (2013). *Farmacología humana.* 6a edició. Barcelona: Elsevier Masson.

García-Portilla, M.P., Bascarán, M.T., Sáiz, P.A., Bobes, M.T., Bousoño, M. & Bobes, J. (2022). *Banco de instrumentos básicos para la práctica de la psiquiatría clínica.* 8ª edición. Majadahonda: Cyesan.

Goldberg, J.F. & Stahl, S.T. (2023). *Psicofarmacología práctica. Trasladando los hallazgos de los estudios basados en la evidencia a la práctica clínica del mundo real.* Madrid: Aula Médica.

Hallam, C., Bewley-Taylor, D. & Jelsma, M. (2014). *La clasificación en el sistema internacional de control de drogas.* Translational Institute – International Drug Policy Institute. https://www.tni.org/files/download/serie_reforma_legislativa_no._25.pdf

Hatzipantelis, C.J. & Olson, D.E. (2024). The effects of psychedelics on neuronal physiology. *Annual Review of Physiology, 86,* 27-47.

Haug, M. & Schapiro, S.J. (Eds.). (2011). *Handbook of laboratory animal science. Animal models.* Volume II. Boca Raton: CRC Press. Taylor & Francis Group.

Herrera-Huerta, C.A. (Coord.) (2022). *Compendio de psiquiatría clínica.* 2a edició. México: Asociación Iberolatinoamericana de Neurociencia y Psiquiatría (AILANCYT).

Isorna, M. (2017). *Cannabis. Efectos, riesgos y beneficios.* Vigo: Universidade de Vigo.

Inserra A., De Gregorio D. & Gobbi G. (2021). Psychedelics in pychiatry: Neuroplastic, immunomodulatory, and neurotransmitter mechanisms. *Pharmacological Reviews, 73,* 202-277.

Jufe, G. (2023). *Psicofarmacología práctica.* 5ª edición. Buenos Aires: Editorial Polemos.

Karch, S.B. (2021). *Drug abuse handbook.* 3rd Edition. Florida: CRC Press. Taylor & Francis Group.

Kramer, J.F. & Cameron, D.C. (1975). Manual sobre dependencia de las drogas. Ginebra: Organització Mundial de la Salut.

Kuhn, C., Swartzwelder, S. & Wilson, W. (2011). *Colocados.* Barcelona: Editorial Debate.

Laci, C.F., Armstrong, L.L., Golman, M.P. & Lance, L.L. (2019). *Drug information handbook.* 28th Edition. Ohio: Lexi-Comp Inc.

Levois, P., Zerbo, E. & Aggarwal, L. (2017). Guía para la evaluación y tratamiento de las adicciones. Madrid: Elsevier España.

López-Galán, S. (2023). *Guía farmacológica en psiquiatría.* 17ª edición. Madrid: Editorial Médica Panamericana.

López-Galán, S., Goretti, S., López-Saracho, I., Martínez de Salazar, A.D. & Soto, M. (2022). *Manual de urgencias psiquiátricas.* Madrid: Editorial Médica Panamericana.

López-Sáez, J.A. (2017). *Los alucinógenos.* Madrid: Editorial Consejo Superior de Investigaciones Científicas (CSIC).

Lorenzo, P., Moreno, A., Leza, J.C., Lizasoain, I., Moro, M.A. & Portolés, A. (Ed.). (2018). *Farmacología básica y clínica.* 19a edició. Madrid: Editorial Médica Panamericana.

Martí-Noguera, J.J. (2022). *Manual de telesalud mental. Tecnologías digitales en la práctica clínica.* Madrid: Pirámide.

MEDIMECUM (2023). *Guía de terapia farmacológica.* 28a edició. Madrid: Springer Healtcare.

Miller, W.R., Forcehimes, A.A. & Sweben, A. (2021). *El tratamiento de la adicción. Guía para profesionales.* Bilbao: Desclée de Brouwer.

Miller, S.C., Fiellin, D. A., Rosenthal, R. N. & Saitz, R. (eds). (2019). The ASAM principles of addiction medicine. 6th ed. Philadelphia: Wolters Kluwer.

Mukherjee, P., Roy, S., Ghosh, D. & Nandi, S.K. (2022), Role of animal models in biomedical research: a review. *Laboratory Animal Research, 28,* 18. https://labanimres.biomedcentral.com/articles/10.1186/s42826-022-00128-1

Nicosia, N., Giovenzana, M., Misztak, P., Mingardi, J. & Musazzi, L. (2024). Glutamate-mediated excitotoxicity in the pathogenesis and treatment of neurodevelopmental and adult mental disorders. *International Journal of Molecular Science, 25,* 6521.

Nielsen, S., Gowing, L., Sabioni, P. & Le Foll, B. (2019). *Pharmacotherapies for cannabis dependence.* Cochrane Database of Systematic Reviews 2019, Issue 1. Art. No.: CD008940.

Nutt, D.J., *King, L.A. & Phillips, L.*D. on behalf of the Independent Scientific Committee on Drugs (2010). Drug harms in the UK: a multicriteria decision analysis. *Lancet, 376,* 1558-1565.

Nutt, D.J., King, L.A., Saulsbury, W. & Blakemore, C. (2007). Development of a rational scale to assess the harm of drugs of potential misuse. *Lancet, 369,* 1047-1053.

Okpaku, S.O. (Ed.). (2021). *Innovations in global mental health.* New York: Springer Nature.

Observatori Espanyol de les Drogues i les Addiccions. (2023). *Informe 2023. Alcohol, tabaco y drogas ilegales en España. Sistemas de alerta temprana.* Madrid: Ministeri de Sanitat.

Organització Panamericana de la Salut. (2003). *Trastornos mentales y del comportamiento.* 10ª Revisión (CIE-10) con nuevas actualizaciones. 10a revisió (CIE-10) amb noves actualitzacions. Madrid: Meditor.

Organització Mundial de la Salut. (2022). *Clasificación Internacional de Enfermedades, 11ª revisión. Estandarización mundial de la información de diagnóstico en el ámbito de la salud.* https://icd.who.int/es.

Pavlovsky, F., Groisman, R., Hurtado, A. K. & García, L. (2022). Cannabis de grado médico para el tratamiento de la dependencia a Δ-9-Tetrahidrocannabinol. *Vertex Revista Argentina de Psiquiatría, 33,* 34-43.

Penadés, R., López-Santiago, J. & Belloch, A. (Eds.). (2024). *Manual de tratamientos en psicología clínica. Guía práctica en adultos.* Ed. McGraw Hill Interamericana.

Pereiro, C. & Fernández-Miranda, J.J. (Ed.) (2018). *Guía de adicciones para especialistes en formación.* Barcelona: Socidrogalcohol. https://www.lasdrogas.info/escaparate/producto/guia-de-adicciones-para-especialistas-en-formacion-socidrogalcohol/.

Petrilli, K., Ofori, S., Lindsey Hines, L., Taylor, G. · Sally Adams, S. & Freeman, T. P. (2022). Association of cannabis potency with mental ill health and addiction: a systematic review. *Lancet Psychiatry, 9,* 736-750.

Preston, J.D., O'Neil, J.H., Talaga, M.C. & Moore, A.B. (2021). *Handbook of psychopharmacology for therapists.* 9th Edition. Oakland: New Harbinger Publications.

Rither, J.M., Flower, R.J. & Henderson, G., Loke, Y.K., MacEwan, D. & Rang, H.P. (2020). Rang y Dal. *Farmacología.* 9a edició. Barcelona: Elsevier.

Robinson, N. B., Krieger, K., Khan, F. M., Huffman, W., Chang, M., Naik, A., Yongle, R., Hameed, I., Krieger, K., Girardi, L. N., & Gaudino, M. (2019). The current state of animal models in research: A review. *International Journal of Surgery, 72,* 9–13.

Romero, C.I. (2020). *Psicofarmacología clínica completa. Guía de consulta de neurotransmisores, ligandos y sus funciones.* 5a edició. Torrazza Piemonte: Amazon Italia.

Roncero, C. & Casas, M. (2016). *Patología dual. Fundamentos clínicos y terapéuticos.* Barcelona: Marge Médica Books.

Ruiz, J.M. & Pedrero, E.J. (2014). *Neuropsicología de la adicción.* Madrid: Editorial Médica Panamericana.

Schatzberg, A.F. & DeBattista, C. (2018). *Manual de psicofarmacología clínica.* 8a edició. Medellín: Amolca.

Schatzberg, A.F. & Nemeroff, C.Y. (2006). *Tratado de psicofarmacología.* Madrid: Masson.

Secades-Villa, R., García-Fernández, G. & Fernández-Artamendi, S. (Eds.) (2022). *Manual de conductas adictivas. Teoría, evaluación y tratamiento.* Madrid: Pirámide.

Self, D.W. & Staley, J.K. (2010). *Behavioral neuroscience of drug addiction.* Madrid: Aula Médica Ediciones.

Stahl, S.M. (2022). *Psicofarmacología esencial. Bases neurocientíficas y aplicaciones prácticas.* 5a edició. Madrid: Aula Médica Ediciones.

Stahl, S.M. (2021). *Psicofarmacología esencial de Stahl. Guía del prescriptor.* 7a edició. Madrid: Aula Médica Ediciones.

Stagnaro, J.C., Bednarz, C. & Sobredo, L. (2005). *Diccionario de psicofarmacología y drogas coadyuvantes de la clínica psiquiátrica.* 5a edició. Buenos Aires: Editorial Polemos.

Stevens, C.W. (2023). *Brenner y Stevens. Farmacología básica.* 6a edició, Barcelona: Elsevier.

Stringfield, S.J., & Torregrossa, M.M. (2021). Disentangling the lasting effects of adolescent cannabinoid exposure. *Progress in Neuropsychopharmacology & Biological Psychiatry, 104,* 110067.

Taylor, D., Barnes, T.R.E. & Young, A.H. (2025). *The Maudsley prescribing guidelines in psychiatry.* 15th Edition. Chichester: Wiley-Blackwell.

U.S. Drug Food & Administration (2023). Psychedelic drugs: Considerations for clinical investigations. Guidance document. https://www.fda.gov/regulatory-information/search-fda-guidance-documents/psychedelic-drugs-considerations-clinical-investigations

Van Amsterdam, J., Nutt, D., Phillips, L. & van den Brink, W. (2015). European rating of drug harms. *Journal of Psychopharmacology, 29,* 665-660.

Wampold, B.E. & Imel, Z.E. (2021). *El gran debate de la psicoterapia. La evidencia de qué hace que la terapia funcione.* Barcelona: Editorial Eleftheria.

Wikinski, S. & Jufe, G. (2021*). El tratamiento farmacológico en psiquiatría. Indicaciones, esquemas terapéuticos y elementos para su aplicación racional.* 2a edició. Buenos Aires: Editorial Médica Panamericana.

World Health Organization and United Nations Office on Drugs and Crime (2020). International standards for the treatment of drug use disorders. Revised edition incorporating results of field-testing. Geneva: World Health Organization and United Nations Office on Drugs and Crime.

World Health Organization (2016). *The health and social effects of nonmedical cannabis use.* Geneva: World Health Organization.

Altres títols publicats

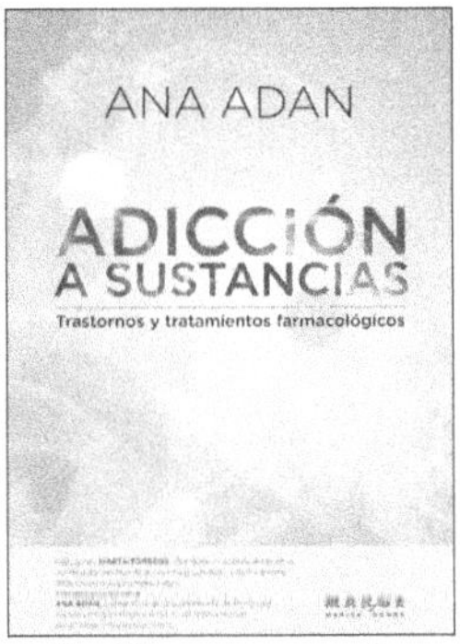

Adicción a sustancias
Ana Adan

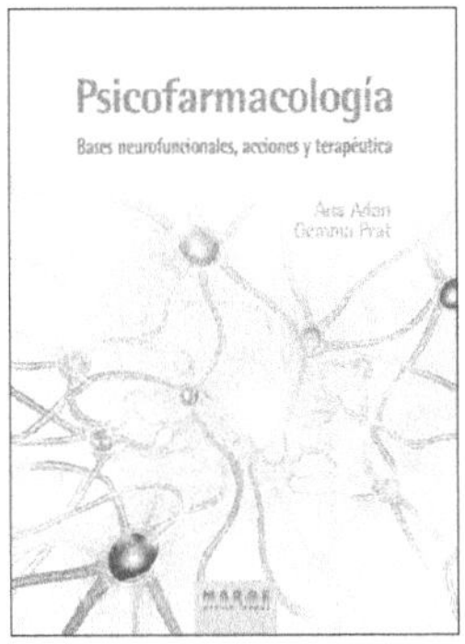

Psicofarmacología. Bases neurofuncionales, acciones y terapéutica
Ana Adan, Gemma Prat

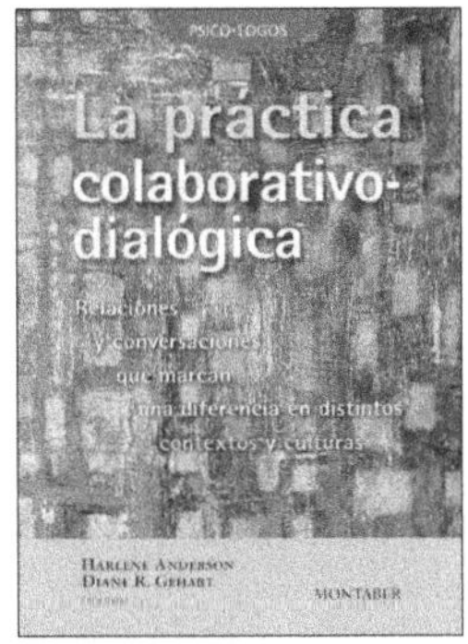

La práctica colaborativo-dialógica
Harlene Anderson, Diane R. Gehart

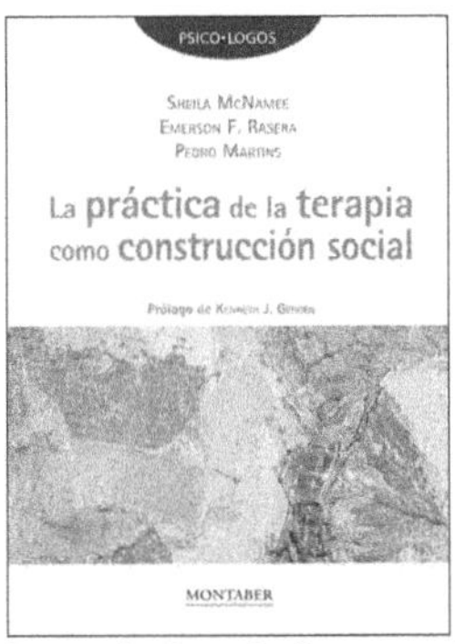

La práctica de la terapia como construcción social
Sheila McNamee, Emerson F. Rasera, Pedro Martins

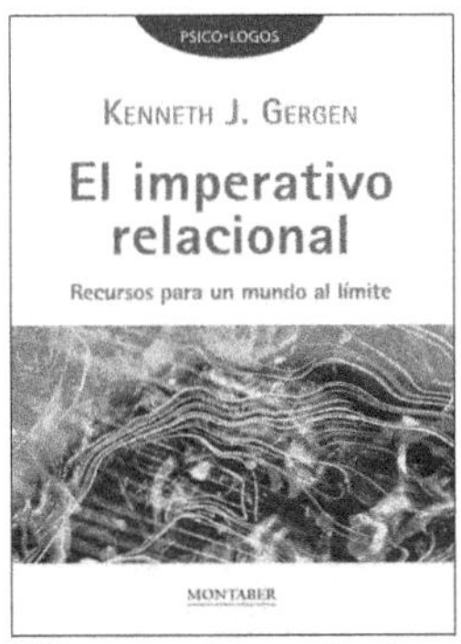

El imperativo relacional Recursos para un mundo al límite
Kenneth J. Gergen

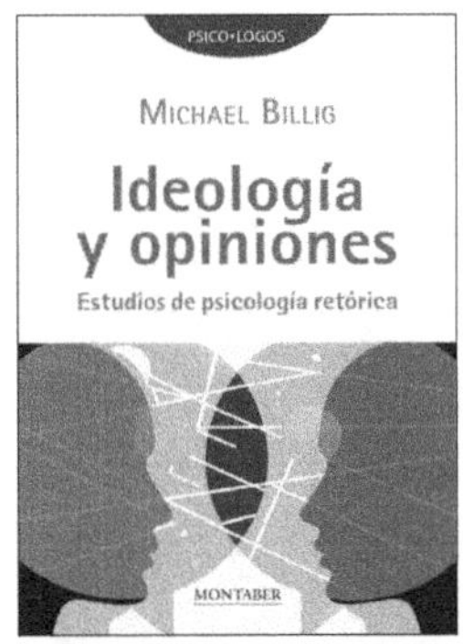

Ideología y opiniones Estudios de psicología retórica
Michael Billig

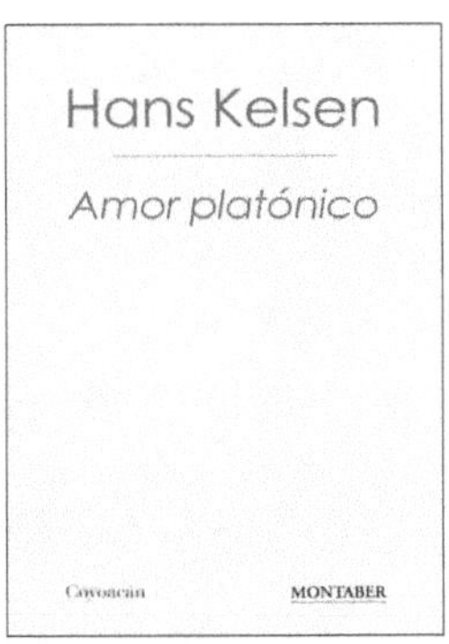

Amor platónico
Hans Kelsen

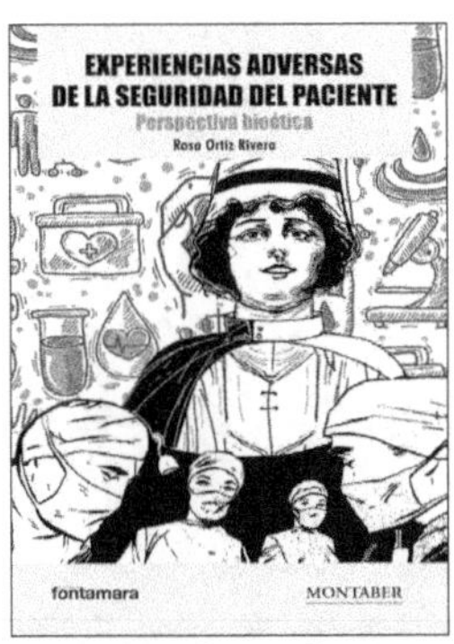

Experiencias adversas de la seguridad del paciente
Rosa Ortiz Rivera

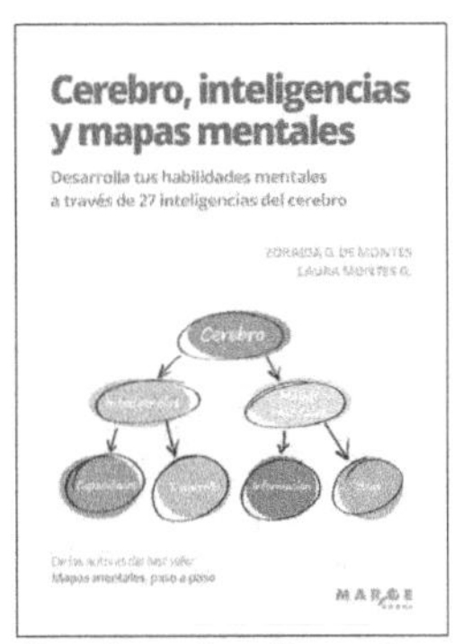

Cerebro, inteligencias y mapas mentales
Zoraida G. de Montes, Laura Montes G.

www.ingramcontent.com/pod-product-compliance
Lightning Source LLC
LaVergne TN
LVHW082033051026
849532LV00011B/3342